CHRISTIAN OPITZ

Ernährung für Mensch und Erde

Grundlagen einer neuen Ethik des Essens

CHRISTIAN OPITZ wurde 1970 in Berlin geboren. Schon in den ersten Lebensjahren fiel er durch seine phänomenale Intelligenz auf. Vom sechsten Lebensjahr an beschäftigte er sich intensiv mit Naturwissenschaften, vor allem Biologie und Atomphysik. Mit zwölf Jahren wandte er sich den Bereichen Ernährung und ganzheitliche Gesundheit zu. In den folgenden sieben Jahren entwickelte Christian Opitz bahnbrechende neue Konzepte zum theoretischen Verständnis und zur praktischen Anwendung der Naturgesetze für Ernährung, Naturheilkunde und geistige Entwicklung.

Seit 1989 verbreitet er seine Erkenntnisse durch Vorträge und schriftliche Publikationen. Er hat Tausenden von Menschen zu einer besseren Gesundheit und einem tieferen Verständnis der Ordnungsgesetze des Lebens verholfen. Als Präsident von „EarthSave Deutschland", einer ganzheitlich-ökologischen Organisation, bemüht sich Christian Opitz darum, sowohl den einzelnen Menschen wie auch dem Leben auf der Erde insgesamt zu dienen.

Im Hans-Nietsch-Verlag sind folgende Titel von Christian Opitz erschienen:

DER WEG DES DIREKTEN ERWACHENS
gebunden, 144 Seiten, ISBN 3-929475-84-7

UNBEGRENZTE LEBENSKRAFT DURCH TACHYONEN
Der neue Weg zu körperlicher Heilung und geistiger Entwicklung
gebunden, 124 Seiten, ISBN 3-929475-34-0

DIE GESUNDHEITSREVOLUTION
Audiocassette, ca. 60 Min., ISBN 3-929475-20-0

WELCHE ERNÄHRUNG IST DIE RICHTIGE FÜR MICH?
Audiocassette, ca. 60 Min., ISBN 3-929475-21-9

ERNÄHRUNG FÜR KINDER UND SCHWANGERE
Audiocassette, ca. 60 Min., ISBN 3-929475-22-7

RADIOAKTIVITÄT, ELEKTROSMOG UND MIKROWELLEN
Audiocassette, ca. 60 Min., ISBN 3-929475-23-5

NEURODERMITIS, ALLERGIEN UND PILZERKRANKUNGEN
Audiocassette, ca. 60 Min., ISBN 3-929475-24-3

TACHYONEN – DIE HEILENDE ENERGIE DER ZUKUNFT
Audiocassette, ca. 60 Min., ISBN 3-929475-25-1

KOMPAKTWISSEN ERNÄHRUNG UND GESUNDHEIT
Die 6 obengenannten Audiocassetten im Set, ca. 6 Stunden, ISBN 3-929475-37-5

Gestaltung und Satz: Trisign Kommunikation, Pfaffenwiesbach
Umschlaggestaltung: David Barclay
Titelillustration: Andrea Opitz

© Hans-Nietsch-Verlag, 1995
Alle Rechte vorbehalten.
Nachdruck nur mit ausdrücklicher Genehmigung des Verlages gestattet.

5. Auflage 2000
ISBN 3-929475-07-3

Hans-Nietsch-Verlag, Poststraße 3, D-79098 Freiburg
E-Mail: info@nietsch.de; Internet: www.nietsch.de

INHALT

TEIL I DIE EINHEIT DES LEBENS — 9

1. Vom Seelenleben der Tiere — 9
2. Eine Botschaft an die Menschheit — 14
3. Alle Dinge sind miteinander verbunden — 16
4. Das neue Denken in der Wissenschaft — 18
5. Der ganz normale Holocaust — 24
6. Alle Lebewesen haben einen Platz in der Schöpfung — 30
7. Fleisch, Welthunger und Umweltschutz — 34
8. Vegetarismus in den Weltreligionen — 39
9. Die Einheit des Lebens ist die Zukunft des Lebens — 50

TEIL II EIN NEUES GESUNDHEITSKONZEPT — 53

1. Ein neues Gesundheitskonzept ist notwendig — 53
2. Krankheit ist keine Laune der Natur — 56
3. Die mechanistische Lebensauffassung — 60
4. Die konventionelle Ernährungslehre — 62
5. Grenzen und Fehler der alten Konzepte — 63
6. Die Nullpunkt-Energie, der Ursprung des Lebens — 71
7. Die SOEFs — 74
8. Die Lebenden Makromoleküle, der Schlüssel zum Leben — 77
9. Gesundheit ist Ordnung — 79

TEIL III GESUNDHEITSRISIKEN DURCH TIERISCHE NAHRUNG — 82

1. Fleisch ist kein Stück Lebenskraft — 82
2. Der Eiweißmythos — 85
3. Milch und Milchprodukte — 96
4. Tierische Nahrung als Krankheitsursache — 103
5. Bestätigung in der Praxis — 113

| TEIL IV | **ERNÄHRUNG FÜR EINE NEUE WELT** | 121 |

1 Konventioneller und biologischer Anbau 122
2 Die Auswirkungen des Kochens 124
3 Gefahr durch Mikrowellen 129
4 Aus der Fabrik auf den Tisch 133
5 Was Sie tun können 139
6 Kreative Rohkostküche 147
7 Das Wunder des Fastens 166
8 Ernährung für Mutter und Kind 169

| TEIL V | **DIE RÜCKKEHR ZUR EINHEIT** | 178 |

LITERATURVERZEICHNIS 187

TEIL 1

Die Einheit des Lebens

1
VOM SEELENLEBEN DER TIERE

Der heilige Franziskus von Assisi ist durch sein außergewöhnliches Leben als eine Verkörperung wahrer Nächstenliebe weltweit bekannt. Sein Mitgefühl galt allen Geschöpfen Gottes gleichermaßen. Er setzte sich genauso nachdrücklich für das Wohl der Tiere ein wie für das der Menschen. Eines Tages sah Franziskus einen Bauern mit Steinen nach einem Schwarm von Raben werfen, der in einem großen Apfelbaum saß. „Warum tust Du das?", fragte Franziskus den Bauern. „Diese verdammten Vögel fressen mir noch meine ganze Ernte weg", antwortete dieser wütend. Daraufhin wandte sich Franziskus den Raben zu und sprach mit ihnen. Er erzählte ihnen, daß hinter der nahegelegenen Hügelkette ein Getreidefeld sei, das nicht mehr bestellt würde. Dort könnten sie sich ohne Gefahr sattessen. Die Raben flogen davon, und der Bauer blickte dem heiligen Franziskus, der weiter seines Weges zog, voller Erstaunen nach.

Ich wünsche mir, daß eines Tages alle Menschen lernen, unseren Mitgeschöpfen im Tierreich mit einem solchen Verständnis zu begegnen. Ich wünsche mir, daß wir - wie dieser Bauer - erkennen, daß Güte allen Geschöpfen gegenüber zu unserem eigenen Besten ist. Ich wünsche mir, daß wir erkennen, daß unser Glück und das Glück der Tiere das gleiche ist - eine uns allen innewohnende Kraft, zu deren Entfaltung wir in Liebe und Weisheit handeln müssen.

■ **Ein Denkmal für Bobby**

Überall auf der Welt können wir Denkmäler berühmter Persönlichkeiten betrachten. Sie sollen uns offensichtlich an den besonderen Einfluß dieser Persönlichkeiten auf die Geschichte erinnern.

Diese Absicht führte wohl auch zur Errichtung eines Denkmals auf dem Greyfriar Square, einem öffentlichen Platz in der schottischen Hauptstadt Edinburgh. Ungewöhnlich ist dieses Monument dennoch, da es nicht an einen Menschen erinnert, sondern an einen schottischen Terrier namens Bobby.

Bobby war ein herrenloser Straßenhund, der, wie wohl die meisten seiner Leidensgenossen, von den Menschen schlecht behandelt wurde und sich sein Essen aus dem Müll suchen mußte. Doch eines Tages hatte Jock, ein alter schwerkranker Mann aus der Gegend, Mitleid mit dem kleinen Hund. Er konnte zwar nicht viel für ihn tun, aber er kaufte ihm eine Mahlzeit in einem Restaurant.

Wenig später starb Jock. Dem Prozessionszug schloß sich auch Bobby an. Nach der Beerdigung setzte sich Bobby neben dem Grab seines verstorbenen Wohltäters nieder. Die Friedhofsangestellten versuchten, ihn zunächst mit Fußtritten, dann auch mit Steinwürfen zu vertreiben, aber Bobby verteidigte tapfer seinen Platz. Von nun an verließ Bobby seine Grabwache nur einmal täglich am Nachmittag, um kurz nach etwas Eßbarem zu suchen. Ansonsten saß er mit unerschütterlicher Treue neben Jocks Grab, Tag und Nacht, Sommer wie Winter, vierzehn Jahre lang.

Als Bobby schließlich neben dem Grab von Jock starb, waren die Menschen von der großen Dankbarkeit des kleinen Hundes so beeindruckt, daß sie sein Andenken durch ein Denkmal verewigten.[1] *(siehe Literaturverzeichnis S...ff)*

Nicht nur die Menschen von Edinburgh, sondern wir alle können etwas sehr Wichtiges von Bobby lernen: Tiere sind zu ebenso tiefen und bewundernswerten Gefühlen fähig wie wir Menschen. Tiere empfinden Liebe, Hingabe, Treue, aber auch Schmerz wie wir. In unserer anthropozentrischen Welt sind wir geneigt, den Menschen als überragendes Wesen zu betrachten, dem alle anderen Lebensformen untergeordnet sind. Diese Ansicht wird unter anderem durch das Vorurteil getragen, Tiere seien in ihrem Verhalten praktisch ausschließlich von Instinkten und angeborenen Überlebensmustern geprägt. Ein tiefgreifendes geistiges Wesen, eine Seele, wird unseren Mitgeschöpfen im Tierreich zumeist abgesprochen. Dabei genügt ein wenig Beobachten - mit Augen und Herz - um sich eines Besseren belehren zu lassen.

■ Selbstlose Delphine

Daß Tiere eine Seele haben, zeigt auch folgende Geschichte. 1971 befand sich Yvonne Wladislawitsch an Bord einer Jacht im Indischen Ozean. Durch eine Explosion sank das Schiff, und Yvonne schwamm, von panischer Angst getrieben, um ihr Leben. Von Land oder anderen Schiffen war weit und breit keine Spur, und in dem Gebiet, wo das Schiff untergegangen war, gab es etliche Haie. Yvonne Wladislawitschs Überlebenschancen wären gleich Null gewesen, hätten nicht drei Delphine eingegriffen. Einer schwamm unterhalb ihres Körpers an die Wasseroberfläche, so daß sie sich auf seinen Rumpf setzen konnte. Die beiden anderen schwammen in Kreisen um dieses seltsame Pärchen, um Haie fernzuhalten. Auf diese Weise begleiteten die Delphine Yvonne über 320 Kilometer auf offener See und setzten sie schließlich an einer Markierungsboje ab. Kurz darauf kam ein Schiff und nahm die völlig erschöpfte Frau an Bord.[2]

Kann es etwas Größeres und Edleres geben als den selbstlosen Einsatz zur Rettung eines anderen Lebens?

■ Dummes Huhn?!

Der Ausdruck „dummes Huhn" zeigt auf, daß wir Menschen die Intelligenz dieser Tierart nicht gerade hoch einschätzen. Vielleicht kommt dies daher, daß Hühner in ihrem Gang und mit ihren Kopfbewegungen etwas unbeholfen wirken.

Ein amerikanischer Naturforscher fand eines Tages die Fehleinschätzung der Intelligenz von Hühnern bestätigt. Als er einem Huhn Eier von Guinea-Vögeln ins Nest legte, brütete das Huhn diese Eier aus, als wären es die eigenen. Der Forscher dachte natürlich, das Unterscheidungsvermögen des Huhns sei nicht ausreichend, um fremde von eigenen Eiern unterscheiden zu können.

Welche Überraschung erlebte er aber, als die Küken aus den besagten Eiern schlüpften. Obwohl das Huhn noch nie in seinem Leben solche Vögel gesehen hatte, machte es sich ohne Umschweife auf den Weg zum nächsten Ameisenhaufen. Dort pickte es eine Anzahl von Larven aus der Erde. Hühner würden niemals ihrem eigenen Nachwuchs Ameisenlarven anbieten oder sie selbst verzehren. Für Guinea-Küken aber sind Ameisenlarven die optimale Nahrung.[3]

Dieses Huhn hatte noch nie zuvor in seinem Leben Kontakt mit Guinea-Vögeln gehabt. Welcher Mensch könnte auf Anhieb wissen, welche Nahrung ein ihm völlig fremder Vogel im Jungstadium benötigt? Offensichtlich verfügen Hühner über eine Art von Intelligenz, von der wir Menschen im allgemeinen nicht die geringste Spur besitzen.

Als ich zum ersten Mal von diesem Vorfall hörte, war ich wirklich beeindruckt. Wie jeder andere auch war ich in meinem Denken über Tiere von unserer Gesellschaft geprägt. Und innerhalb dieser Denkmuster gibt es nun einmal bestimmte Vorstellungen von dem, was Tiere können und was nicht. Eine Intelligenzleistung, zu der ein Tier fähig ist, ein Mensch aber nicht, konnte ich mir einfach nicht vorstellen. Aber der einzige Grund dafür war die Trübung meines Auffassungsvermögens durch Stolz und Oberflächlichkeit.

Der oben aufgeführte Vorfall ist keineswegs die einzige Leistung eines Huhns, welche die Auffassung vom „dummen Huhn" widerlegt. Das in Neuseeland beheimatete Talegalla-Huhn hat eine Brutmethode entwickelt, die Sensibilität und Intelligenz in einem hohen Maß erfordert.

Sobald die Eier gelegt sind, bedeckt das Talegalla-Huhn diese mit einem großen Haufen Laub. Durch die einsetzende Verrottung wird

Wärme erzeugt, die zum Ausbrüten der Eier führt. Im Laufe dieses Prozesses kontrolliert das Huhn ständig die Temperatur und legt bei Bedarf Laub nach. Dabei ist es lebenswichtig, daß die Laubmengen exakt bemessen werden, denn wenn die Temperatur nur ein wenig vom Idealwert abweicht, können die Küken nicht überleben. Außerdem muß das Huhn die richtige Art von Laub auswählen, damit die richtige Verrottungsgeschwindigkeit eingehalten wird.

Eine derartige Präzisionsleistung ist dem Menschen erst seit einigen Jahrzehnten durch aufwendige Labortechnik möglich. Aber schon seit Jahrtausenden, lange bevor der Mensch den Brutkasten erfand, brütete das Talegalla-Huhn seine Eier mit dieser raffinierten Methode aus.

Beobachten wir einmal unsere Mitgeschöpfe im Tierreich mit einem wachen Geist, so erhalten wir eine nicht endende Vorstellung von Wundern, die uns wieder mit angemessenem Respekt vor allen Lebensformen erfüllt.

▪ Ein ungewöhnlicher Schiffslotse

Die D'Urville-Inselgruppe bei Neuseeland ist von der Schiffahrt gleichermaßen frequentiert wie gefürchtet. Die Durchfahrt durch die Inseln, der Französische Paß, ist voller gefährlicher Riffe. Viele Schiffsunglücke mit zahllosen Opfern bestätigen die Berüchtigkeit dieses Passes. Doch in der Zeit, in der Pelorus Jack am Werk war, konnten sich die Seefahrer in Sicherheit wiegen.

Pelorus Jack war ein Delphin. Er wurde im Sommer 1912 zum ersten Mal von Matrosen der Brindle, eines Schiffes aus Boston, gesehen, als dieses sich dem Französischen Paß näherte. Die Besatzung stellte schließlich fest, daß der Delphin das Schiff sicher an den gefährlichen Riffen, die unter der Wasseroberfläche versteckt lagen, vorbeiführte. Von nun an geleitete Pelorus Jack jedes Schiff durch die D'Urville-Inseln.

Hunderte, wenn nicht Tausende von Menschen verdanken diesem Tier ihr Leben, denn wenn Pelorus Jack ein Schiff führte, bekam es nie auch nur die kleinste Schramme ab. Die Seeleute gewöhnten sich so sehr an ihren neuen Helfer, daß schließlich jedes Schiff am Eingang des Französischen Passes wartete, bis der treue Delphin kam, um seinen Dienst zu verrichten. In den vielen Jahren, in denen er Schiffe führte, nahm er sich keinen einzigen Urlaubstag.

Eines Tages, im Juli 1916, durchquerte ein Schiff namens „Penguin" den Französischen Paß, natürlich von Pelorus Jack geführt. Ein betrunkener Passagier nahm ein Gewehr und schoß auf den Delphin, der schwer verwundet abtauchte. Die Passagiere hätten den betrunkenen Passagier beinahe gelyncht, und die Penguin mußte ohne die gewohnte Führung ihren Weg finden. Alle glaubten nun, Pelorus Jack sei tot, da er einige Wochen lang nicht zu sehen war. Aber schließlich tauchte er mit verheilter Wunde auf und begann zum allgemeinen Erstaunen wieder, jedes Schiff durch den Französischen Paß zu lotsen. Offenbar hatte er der menschlichen Rasse großmütig vergeben. Jedes Schiff? Nun, eine Ausnahme machte Pelorus Jack. Die „Penguin" bekam ihn nie wieder zu sehen und mußte fortan ohne seine Dienste auskommen. Wenig später sank die Penguin im Französischen Paß, wobei die meisten Passagiere und Besatzungsmitglieder ertranken.[4]

2

EINE BOTSCHAFT AN DIE MENSCHHEIT

*„Alle Gebilde der Schöpfung
sind Kinder des einen Vaters und daher Brüder."*

FRANZISKUS VON ASSISI

Die hier beschriebenen Ereignisse enthalten nach meiner Ansicht eine wichtige Botschaft. Sie sagen uns, daß andere Geschöpfe von den gleichen Empfindungen durchdrungen sind wie wir Menschen. Sie besitzen wie wir einzigartige Formen von Intelligenz, Würde und Schönheit. Der indische Weise Swami Vivekananda drückte dies folgendermaßen aus: „Zwischen mir und dem kleinsten Tier liegt der Unterschied nur in der

Erscheinungsform, im Prinzip sind wir das gleiche. Das Tier ist mein Bruder und besitzt die gleiche Seele wie ich."[5]

Wenn ich mir die oben aufgeführten Begebenheiten vor Augen halte, wenn ich mich an das herzerwärmende Gefühl erinnere, das mich überkommt, wenn ich ein Reh über ein Feld laufen sehe, einem Hund über das Fell streiche oder einer Kuh in die Augen schaue, so kann ich nicht anders, als den Worten von Vivekananda zuzustimmen. Wer kennt nicht diese zu Herzen gehende Freude, die uns Tiere bereiten können?

Doch in unserer „modernen" Gesellschaft herrscht der Glaube vor, daß wir unser Lebensglück isoliert oder sogar auf Kosten anderer Menschen und anderer Lebewesen erreichen müssen. Aus dieser Einstellung erwächst der heute übliche Konkurrenzdruck, der sich durch Berufsleben, Politik, Wirtschaft, Sport und selbst die Kunst zieht. Für ein harmonisches Miteinander von Menschen, Tieren und der gesamten Natur scheint in der von Konkurrenz geprägten Leistungsgesellschaft kein Platz. Tiere werden unter schrecklichen Bedingungen gemästet und am Fließband geschlachtet, um den menschlichen Gaumen zu befriedigen. Zu unserer Unterhaltung werden Delphine, Tiger, Elephanten oder Pferde für Tiershows und Zirkusauftritte gequält. In Tierversuchslabors werden Tiere mit den unglaublichsten Methoden malträtiert, obwohl wissenschaftlich eindeutig erwiesen ist, daß diese Versuche überhaupt keinen Nutzen bringen.[6,7] Besitzer von Tiermast-Betrieben verkünden heutzutage öffentlich, daß sich die Produktion von Masttieren nicht im geringsten von der Produktion von Büroklammern oder Kühlschränken unterscheidet.[8]

Sollten aber nicht die Einblicke in das tiefe Empfinden der Tiere, die wir durch Ereignisse erhalten, wie sie hier beschrieben wurden, unsere Einstellung zu anderen Lebewesen in eine ganz andere Richtung lenken?

3
ALLE DINGE SIND MITEINANDER VERBUNDEN

„Ich bin Leben, das leben will, inmitten von Leben, das leben will."

ALBERT SCHWEITZER

Immer mehr Menschen ändern in dieser Zeit ihr Denken in bezug auf andere Lebensformen und damit auch ihre Lebensweise. Der Materialismus hat für sie ausgedient, weil sie erkennen, daß er uns keinen inneren und schon gar keinen äußeren Frieden schenkt. Dauerhafte Lebensfreude, eine Erfüllung, die mehr ist als ein momentaner Genuß, kann auch durch noch so beeindruckende Fortschritte in Wissenschaft, Technik und den Möglichkeiten der Kommunikation und Unterhaltung nicht erreicht werden. Sie bleibt, wie zu allen Zeiten, demjenigen vorbehalten, der „sich selbst in allen Dingen und alle Dinge in sich erkennt".[9]

Diese alte, neu entdeckte Lebenshaltung ist durchdrungen von einem Grundsatz, der sich wie ein roter Faden durch die großen Philosophien des Morgen- und Abendlandes, durch die ursprünglichen Lehren der Weltreligionen und das Gedankengut fast aller Naturvölker zieht: Alles Leben, alles Existierende entspringt dem gleichen kosmischen Ursprung, der in den verschiedenen Kulturen als Gott, Tao, Allah, Brahma, Nirwana oder Poe bezeichnet wird. Alle Dinge sind in ihrem Wesenskern individualisierte Teile Gottes. Da alles Geschaffene untrennbar mit dem Göttlichen verbunden ist, sind auch alle Schöpfungsteile untrennbar miteinander verbunden. Trotz ihrer immensen Vielfalt ist die ganze Schöpfung letzten Endes eine Einheit, da alle Dinge im göttlichen Ursprung durch Liebe verbunden sind.

Gott ist Liebe und grenzenlose Freude. Der Gottesfunken in uns hat den Drang, diese Qualitäten auch in unserem äußeren Wesen zum Ausdruck zu bringen. Warum, so könnte man fragen, gibt es dann soviel Leid?

Die Erschaffung von Individuen, durch die sich die göttliche Einheit in der Vielfalt ausdrückt, hat nur dann einen Sinn, wenn die Geschöpfe einen freien Willen haben. Der freie Wille verpflichtet aber jedes

Lebewesen zu verantwortungsvollem Handeln. Der Mensch kann sich sowohl für egoistische und damit leidbringende Taten wie auch für ein Leben in Liebe und Harmonie mit der Schöpfung entscheiden. [10,11]

Da Tiere von dem gleichen Wesenskern erfüllt sind wie wir Menschen, schulden wir ihnen dieselbe Rücksichtnahme wie unseresgleichen. Tiere empfinden Freude und Schmerz nicht weniger intensiv als Menschen, denn sie sind in ihrem Innersten Seele, eine Ausdrucksform der kosmischen Schöpfungskraft, die sich nur in einen anderen Körper gekleidet hat als wir.

Kein Lebewesen auf der Welt ist ohne die Hilfe anderer lebensfähig. Dies bedeutet aber auch, daß nicht eine Gattung unbegrenzt lange auf Kosten anderer Lebensformen leben kann. Doch der Mensch glaubt, er habe das Recht, sich von der Natur und den Tieren zu nehmen, was er will, ohne nach den Folgen zu fragen. Über die Folgen dieser Ausbeuter-Mentalität sind unzählige Bücher geschrieben worden, und viele Menschen haben begonnen, sich für den Umwelt- und Tierschutz zu engagieren, um eine Veränderung herbeizuführen. Die Zeichen der Selbstzerstörung des Menschen durch blindwütiges Ausnutzen anderer Schöpfungsteile sind ja auch wirklich unübersehbar geworden. Aber bereits lange bevor die westlich-industrialisierte Welt sich an die Grenzen der Überlebensfähigkeit gebracht hat, wurde sie von weisen Menschen, die sich ihrer Verbundenheit mit allem Leben noch bewußt waren, gewarnt.

Ein solcher Mensch war der Indianerhäuptling Seattle. Als er und sein Volk im vorigen Jahrhundert gezwungen wurden, ihr Land zu verlassen, hielt er als Antwort auf die Forderungen der amerikanischen Regierung eine Rede. Sie ging als eines der ausdrucksvollsten Plädoyers für die Achtung der Natur und der Tiere in die Geschichte ein. Nachfolgend einige Auszüge aus dieser Rede:

„Wir sind ein Teil der Erde und sie ist ein Teil von uns. Die duftenden Blumen sind unsere Schwestern; der Hirsch, das Pferd, der Adler - das sind unsere Brüder. Die felsigen Berggipfel, die saftigen Wiesen, die Ponys und der Mensch, sie alle gehören der gleichen Familie an.

Wir wissen, daß der weiße Mann unsere Lebensweise nicht versteht. Der eine oder andere Teil des Landes ist ihm gleich, er ist wie ein Fremder, der in der Nacht erscheint und dem Lande das nimmt, was er braucht. Die Erde ist nicht sein Bruder, sondern sein Feind.

Das eine wissen wir: Unser Gott ist der gleiche. Diese Erde ist Ihm kostbar. Dies wissen wir: Die Erde gehört nicht dem Menschen, der Mensch gehört zur Erde. Dies wissen wir: Alle Dinge sind miteinander verbunden, wie das Blut, das eine Familie verbindet. Alle Dinge sind miteinander verbunden. Was immer mit der Erde geschieht, geschieht mit den Söhnen der Erde. Was immer der Mensch den Tieren antut, tut er sich selbst an. Der Mensch hat das Netz des Lebens nicht selbst gewoben, er ist lediglich ein Faden darin. Was immer er dem Netz antut, tut er sich selbst an." [12]

4
DAS NEUE DENKEN IN DER WISSENSCHAFT

Häuptling Seattle besaß eine Weisheit, nach der man in den Lehrinhalten der Universitäten dieser Welt vergeblich sucht. Der nüchterne, analytische Verstand westlicher Menschen kann mit Erkenntnissen, die aus dem Herzen kommen, zumeist recht wenig anfangen. Wozu an einen geistigen Ursprung des Lebens und eine Verbundenheit aller Dinge glauben, wo doch unsere moderne Naturwissenschaft alles exakt analysieren kann, was existiert?

Lange Zeit habe ich selbst so gedacht. Von klein auf verspürte ich die tiefe Sehnsucht, das Rätsel unseres Daseins zu lösen. Die Naturwissenschaft erschien mir die einzige geeignete Quelle des Wissens über das Wesen des Universums und des Lebens zu sein. Auf der Suche nach den Geheimnissen des Lebens verschlang ich fasziniert alle erreichbaren Publikationen über die neuesten naturwissenschaftlichen Erkenntnisse. Doch irgendwann merkte ich, daß etwas fehlte. Meine Suche nach Erkenntnis war zu einem treffenden Beispiel für einen Ausspruch Carl-Friedrich von Weizsäckers geworden, nach dem man mit naturwissenschaftlichen Methoden dem Wesen des Lebens so nahe kommen kann wie ein Bergwerk dem Mittelpunkt der Erde.

Als sich zögernd mein auf rein analytischer Beweisführung aufbauendes Denken mit geisteswissenschaftlichen Gesichtspunkten zu erweitern begann, stellte ich zu meinem Erstaunen fest, daß sich Wissenschaft und Spiritualität nicht widersprechen, sondern im Gegenteil vollkommen ergänzen. Mit dieser Schlußfolgerung befinde ich mich in ausgezeichneter Gesellschaft, denn die genialsten Naturwissenschaftler der Geschichte waren und sind von einem spirituellen Weltbild durchdrungen. Isaac Newton, allgemein als der Vater der modernen Physik angesehen, war ein solcher religiös geprägter Wissenschaftler. Er hatte einen atheistischen Freund, der für die Frömmigkeit eines so brillanten Kopfes wie Newton kein Verständnis hatte.

Eines Tages lud Newton diesen Freund zu sich nach Hause ein, um ihm sein eigenhändig konstruiertes Sonnensystem-Modell vorzuführen. Mit Hilfe eines raffinierten Mechanismus konnte er alle Modellplaneten durch eine unter dem Tisch versteckte Kurbel so um die Sonne kreisen lassen, wie es den Relationen des wirklichen Sonnensystems entspricht.

Beeindruckt von dieser Konstruktion fragte Newtons Kollege, ob er diese ganz alleine gebaut hätte. Daraufhin erwiderte Newton: „O nein, ich habe gar nichts gemacht, dieses Modell ist von ganz alleine entstanden. Hier im Raum hat sich ganz einfach die Materie verdichtet, ist dann explodiert, und alles, was du hier siehst, ist durch diese Explosion von alleine entstanden." Als sein Freund entgegnete, daß eine solch komplizierte Konstruktion nicht durch Zufall, sondern nur durch intelligente Arbeit entstehen könne, sagte Newton: „Mein lieber Freund, was ist das für eine Logik? Dieses winzige Modell kann nicht durch Zufall entstehen und benötigt einen Schöpfer, aber gleichzeitig bestreitest du, daß das unendliche Universum durch einen Schöpfungsakt entstanden sein soll!" [13]

Betrachtet man die immense Vielfalt des Lebens und die Präzision, mit der die Natur funktioniert, so fällt es in der Tat schwer, den Zufall als Ursprung des Ganzen zu vermuten. Doch auch ein anderer Weg, die

Erforschung der kleinsten Bestandteile der Materie, führt offensichtlich zu der Schlußfolgerung, daß es einen göttlichen Ursprung gibt.

Max Planck, Physik-Nobelpreisträger und Pionier der Quantenphysik, machte einmal in einem Vortrag folgende bemerkenswerte Aussage: „Als Physiker, also als ein Mann, der sein ganzes Leben der nüchternsten Wissenschaft, nämlich der Erforschung der Materie diente, bin ich sicher frei davon, für einen Schwarmgeist gehalten zu werden. Und so sage ich ihnen nach meiner Erforschung des Atoms dieses: Es gibt keine Materie an sich! Alle Materie entsteht und besteht nur durch eine Kraft, welche die Atomteilchen in Schwingung bringt und sie zum winzigsten Sonnensystem des Atoms zusammenhält. Da es aber im ganzen Weltall weder eine intelligente noch eine ewige Kraft gibt, so müssen wir hinter dieser Kraft einen bewußten Geist annehmen.

Dieser Geist ist der Urgrund aller Materie! Nicht die sichtbare, aber vergängliche Materie ist das Reale, Wahre, Wirkliche, sondern der unsichtbare, unsterbliche Geist ist das Wahre. Da es aber Geist an sich allein ebenfalls nicht geben kann, sondern jeder Geist einem Wesen angehört, müssen wir zwingend Geistwesen annehmen. Da aber Geistwesen nicht aus sich selber sein können, sondern geschaffen worden sein müssen, so scheue ich mich nicht, diesen geheimnisvollen Schöpfer ebenso zu benennen, wie ihn alle Kulturvölker der Erde früherer Jahrtausende genannt haben: GOTT.

So sehen Sie, meine verehrten Freunde, wie in unseren Tagen, in denen man nicht mehr an den Geist als den Urgrund der Schöpfung glaubt und darum in bitterer Gottesferne steht, gerade das Winzigste und Unsichtbare es ist, das die Wahrheit wieder aus dem Grabe materialistischen Stoffwahns herausführt, und wie das Atom der Menschheit die Türe öffnet in die verlorene und vergessene Welt des Geistes." [14]

Auch Albert Einstein, dessen Name geradezu ein Synonym für wissenschaftliche Genialität wurde, war ein tief religiöser Mensch. Als Pazifist und großer Bewunderer von Mahatma Gandhi setzte er sich zeitlebens für ethische Werte ein. Seine durchgeistete Lebensauffassung umschrieb er unter anderem mit folgenden Worten:

„Jene mit tiefem Gefühl verbundene Überzeugung von einer überlegenen Vernunft, die sich in der erfahrbaren Welt offenbart, bildet meinen Gottesbegriff... Nichts kann schöner sein als das Wunderbare. Wer da ohne Empfindung bleibt, wer sich nicht versenken kann und das tiefe Erzittern der verzauberten Seele kennt, der könnte ebensogut tot sein, er hat schon geschlossene Augen zu Lebzeiten." [15]

So sprechen also Physik-Nobelpreisträger des 20. Jahrhunderts wie ein Kapitel aus den alten Veden. Auf der Suche nach dem Urgrund aller Dinge gelangen wir auch über die Naturwissenschaft zu der Gewißheit, daß alles Leben der Liebe des einen Schöpfers entspringt.

> *„Der alte Lakota war weise. Er wußte, daß sich das Herz fernab von der Natur verhärtet; er wußte, daß Respektlosigkeit vor wachsendem Leben bald auch zum Verlust von Ehrfurcht vor den Menschen führen würde."*
>
> STANDING BEAR
> *(ein Sioux-Indianer, zitiert nach: „In the Spirit of Crazy Horse")*
>
> *„Wenn wir absolut wüßten, daß unsere kleinste Handlung, unser kleinster Gedanke weitreichende Auswirkungen haben und Kräfte in Bewegung setzen, die bis hinaus in die Galaxien reichen, wie sorgfältig würden wir handeln, sprechen und denken. Wie würde unser Leben als integriertes Ganzes kostbar sein!*
>
> *Es ist herrlich und zum Fürchten. Die Verantwortung ist erschreckend und faszinierend in ihrer Tiefe und Vollkommenheit, denn sie enthält die überraschende Unsicherheit der Einmaligkeit und den tiefen Trost, ein Teil des ewigen, ungeteilten Ganzen zu sein. Wir alle haben ein Anrecht auf die Verwirklichung dieses wundervollen Sinns des Lebens und können es erreichen, denn alles ist ein Teil des Ganzen, eine einzige Version der Einheit."*
>
> IRINA TWEEDIE

Bells Theorem

Die Entdeckungen der neuen Physik öffnen uns die Tür zu bahnbrechenden Änderungen unserer Art, das Leben zu sehen, und unserer Versuche, es zu meistern. Allerdings hat bisher kaum jemand diese offene Tür wahrgenommen. Noch kleiner ist die Anzahl derer, die mal einen Schritt hindurch gewagt haben. Eine solche Diskrepanz zwischen Erkenntnissen und Lebenspraxis ist recht typisch für die westliche Welt, in der ja auch Philosophen in erster Linie immer Theoretiker waren. Im Zeitalter der modernen Wissenschaft wird der Übergang zwischen Theorie und Praxis durch eine weitere Dimension erschwert: die Verständigungsprobleme zwischen Wissenschaftlern und Laien. Wenn Physiker über ihre Familie oder das Wetter sprechen, könnte man sie für ganz normale Erdenbürger halten. Reden sie aber über ihr Arbeitsgebiet, könnten sie genausogut vom Mars kommen, es sei denn, wir sind selbst Physiker - oder Marsmenschen.

Dabei tun Physiker etwas, was mit unserem Leben viel zu tun hat. Den Zweig der Physik, der eigentlich das Verhalten der menschlichen Rasse revolutionieren müßte - wären seine Entdeckungen nur besser bekannt - nennt man Quantenmechanik. Die Quantenmechanik hat unter anderem folgende wichtige Tatsachen ans Tageslicht gebracht:

1 —— Es gibt keine objektive Wissenschaft. Spätestens seit der sogenannten Kopenhagener Deutung der Quantenmechanik von 1927 müssen wir uns von der Vorstellung verabschieden, daß Wissenschaftler uns sagen können, wie die Welt wirklich beschaffen ist. Sie können Modelle konstruieren, mit denen man viele Phänomene der Natur erklären kann, aber objektive Wirklichkeiten sind eine Illusion. Diese Neuformulierung der Wissenschaft ist schon deshalb von großer Bedeutung, weil damit klar wird, daß Wahrheit nicht ausschließlich über das rationale Denken erfaßt werden kann. Dem solange vernachlässigten empirischen, intuitiven Begreifen der Natur gibt die Quantenmechanik wieder eine Existenzgrundlage.

2 —— Das ganze Universum ist ein großes Gewebe, in dem alle Dinge

unmittelbar miteinander verbunden sind und das von einer faszinierenden, ordnenden Kraft durchdrungen wird. Albert Einstein, Nathan Rosen und Boris Podolsky entwickelten 1935 aufgrund von mathematischen Berechnungen eine Theorie, nach der zwei räumlich beliebig weit voneinander entfernte Teilchen gleichzeitig die gleichen Veränderungen durchlaufen, wenn sie jemals eine Einheit gebildet haben. Diese Idee sprengte das rationale Denken, denn wie könnten weit voneinander entfernte Teilchen auf nicht sicht- oder meßbare Weise miteinander verbunden sein? Dennoch gab es keinen wissenschaftlichen Ansatzpunkt, mit welchem man diese These hätte angreifen oder gar widerlegen können.[16] So begnügte man sich in wissenschaftlichen Kreisen häufig damit, sie zu ignorieren und auf experimentelle Möglichkeiten zu warten, mit denen man dieser mystischen Gedankenspielerei den Garaus machen würde. Aber 1964 veröffentlichte John S. Bell ein Konzept, das als Bellsche Ungleichung oder Bells Theorem bekannt wurde und die Thesen von Einstein, Rosen und Podolsky voll und ganz bestätigte.[17] Bell hatte zwar noch keine experimentellen Beweise erbringen können, aber 1972 gelang es Professor Clauser von der Berkeley-Universität, Kalifornien, die Richtigkeit von Bells Theorem im Versuch nachzuweisen. [18]

Die Schlußfolgerungen aus diesen Erkenntnissen sind von ungeheurem Ausmaß: Wenn zwei oder mehr Teilchen gleichzeitig die gleichen Veränderungen durchlaufen, nur weil sie irgendwann aus derselben Einheit entstanden sind, so muß es eine Verbindung zwischen allen Teilen im Universum geben. Das „Netz des Lebens", von dem Häuptling Seattle sprach, existiert wirklich, und seine Existenz ist sogar wissenschaftlich nachweisbar. Auch die Physik ist damit zu der Erkenntnis gelangt, daß dem Universum eine Einheit zugrunde liegt. Dies hebt den scheinbaren Gegensatz zwischen naturwissenschaftlicher Forschung und den Erkenntnissen der Religion und Philosphie endgültig auf. Eine weitere Schlußfolgerung aus Bells Theorem ist nicht minder bedeutungsvoll: Da alle Dinge miteinander verbunden sind, ist der Zustand des Universums vom Zustand aller seiner Bestandteile abhängig. Der

Zustand jedes Teilchens beeinflußt seinerseits den Zustand aller übrigen Teilchen bzw. Lebewesen im Universum.

Angesichts der gigantischen Probleme auf der Erde resignieren heutzutage viele Menschen in dem Glauben, als einzelne nichts Positives bewirken zu können. Wenn wir aber wissen, daß jede Kraft, die von uns ausgeht, das ganze Universum beeinflußt, so hat diese resignierte Lebenshaltung ausgedient. Bells Theorem untermauert, daß jede konstruktive Tat es wert ist, getan zu werden und jeder liebevolle Gedanke es wert ist, gedacht zu werden. Nichts ist so machtvoll wie eine Idee, deren Zeit gekommen ist. Das Leben als Einheit zu betrachten und allen Lebewesen ein Recht auf Leben, Gesundheit und Würde zuzugestehen, ist eine solche Idee. Jeder Mensch, der sie aufgreift und sein Handeln danach ausrichtet, trägt in der Tat wesentlich zum Aufbau einer wirklich humanen Welt bei.

5
DER GANZ NORMALE HOLOCAUST

Um eine derartige Gesellschaft Realität werden zu lassen, sollten wir damit beginnen, inhumanes Verhalten aus allen Bereichen unseres Lebens zu entfernen. Dazu gehört insbesondere eine Änderung der derzeit üblichen Ernährung, denn die Art und Weise, wie die sogenannten Nutztiere heutzutage für die Erzeugung eines Großteils unserer Nahrung leiden müssen, kann man nur als Holocaust bezeichnen. Die Normalität dieses Zustandes und die allgemeine Gleichgültigkeit ihm gegenüber ändert nichts an seiner Grausamkeit. Vor vielen Metzgereien, Fleischtheken in Supermärkten und Restaurants wird mit Tafeln geworben, auf denen ein freundlich lächelndes Schwein sichtlich stolz auf die angebotene Ware zeigt. In ganzseitigen Anzeigen in Illustrierten versucht uns die Fleischindustrie davon zu überzeugen, daß es den Mastschweinen, von denen die saftigen Koteletts stammen, an nichts mangelt.

Mit der Realität haben die niedlichen Bilder der für diese Anzeigen fotografierten Ferkel leider wenig zu tun. In der Fleischerzeugung wird eine Muttersau als eine Gebärmaschine betrachtet, deren einzige Aufgabe es ist, fleischbringende Ferkel zu gebären. Haben diese ein gewisses Gewicht erreicht, werden sie von der Mutter getrennt und in einen Mastbetrieb gebracht. Die Muttersau wird wieder befruchtet, denn Fleisch wird nach Kilogramm bezahlt, nicht danach, wie es den Tieren ergangen ist. Die ständigen Befruchtungen und die abrupte, emotional sehr schmerzhafte Trennung von ihren Jungen ist für eine Sau eine gewaltige körperliche und seelische Strapaze.

Beim Mäster angekommen, ergeht es ihrem Nachwuchs auch nicht besser. Mastschweine werden auf so engem Raum, ohne Tageslicht, Auslauf oder Stroh gehalten, daß sie schwere Verhaltensstörungen entwickeln. Die Panik, welche die gequälten Kreaturen ständig empfinden, führt zu einer bei Schweinen völlig unnormalen Aggressivität. Die Tiere würden sich gegenseitig totbeißen, wenn ihnen nicht vorbeugend die Zähne abgebrochen und die besonders empfindlichen Schwänze abgeschnitten würden - natürlich ohne Betäubung, denn die würde ja Geld kosten.

■ Wer ist hier das Schwein?

Angesichts des schlechten Rufes, den Schweine bei uns Menschen haben, fällt es möglicherweise leichter, solche Grausamkeiten zu verdrängen. Einen Menschen als Schwein zu bezeichnen, ist in vielen Sprachen eine der schlimmsten Beleidigungen. Schweine werden zumeist mit einem ekelerregenden Mangel an Sauberkeit assoziiert. Woher stammt diese Einstellung, die, wie so vieles, was wir Menschen über Tiere denken, nicht weiter von der Realität entfernt sein könnte?

Schweine kühlen sich gerne, indem sie sich bei heißen Temperaturen in feuchter Erde wälzen. Was ist an natürlicher Erde, aus der schließlich alles Leben ernährt wird, so ekelhaft? In Bezug auf Hygiene sind Schweine ebenso achtsam wie andere Säugetiere. Sie legen unter anderem großen Wert darauf, ihren Kot weit entfernt von ihren Eß- und Schlafplätzen abzulegen. Doch im Mittelalter entstand der Glaube,

Schweinefleisch würde um so besser munden, je dreckiger die Tiere gelebt hätten. So begann man in Frankreich damit, die Schweine unter Bedingungen zu halten, die es ihnen unmöglich machten, ihre Hygiene aufrecht zu erhalten - eine Gepflogenheit, die sich bald in ganz Europa verbreitete. Selbst unter den denkbar schlechtesten Bedingungen versuchen Schweine noch, ein gewisses Maß an Sauberkeit zu bewahren. Aber die Oberflächlichkeit des Menschen hat ihn mal wieder davor bewahrt, sich selbst als die Ursache des Problems zu erkennen, und so werden Schweine seit dieser Zeit einfach als dreckig und übelriechend eingestuft. Doch unser Ekel gegenüber Schweinen ist völlig unberechtigt. Das einzig Ekelhafte an diesen sensiblen und intelligenten Geschöpfen ist in der Tat unsere Einstellung ihnen gegenüber sowie die daraus resultierende Grausamkeit. Umfragen haben ergeben, daß der durchschnittliche deutsche Erwachsene nur ca. einmal pro Woche duscht und nicht öfter als ein- bis zweimal seine Unterwäsche wechselt. Hätten die Tiere eine ähnliche Art von Sprache wie wir Menschen, sie würden höchstwahrscheinlich einen unhygienischen Zeitgenossen als „Mensch" bezeichnen, und das wäre wohl sehr viel eher berechtigt als unsere abfällige Benutzung des Wortes Schwein.

■ Heilige Kühe

In vielen Kulturkreisen, vor allem aber in Indien, gelten Kühe als heilige Tiere, die die gesamte höhere Tierwelt versinnbildlichen. Wenn man diesen sanftmütigen Wesen in die Augen sieht, muß man wohl nicht länger nach Gründen für diese Haltung suchen.

Es ist tragisch zu sehen, wie in der modernen Viehwirtschaft Kühe, Rinder und Kälber für die Erzeugung von Fleisch und Milch leiden müssen. Das einzige, was den Erzeugern dieser Produkte an ihren Tieren heilig ist, ist der Profit, den sie einbringen.

Die weniger erfreulichen Seiten der beliebten Kalbsschnitzel und Rinderfilets beginnen bereits unmittelbar nach der Geburt des Kalbes, wenn es völlig widernatürlich von seiner Mutter weggerissen wird. Die seelische Verbindung zwischen einer Mutterkuh und ihrem Kalb ist nicht weniger tief als zwischen einer menschlichen Mutter und ihrem Baby. Den modernen Fleischerzeugern geht aber offenbar jegliches Wissen um das Seelenleben der Kühe ab. Nicht so jenem kalifornischen Richter, der 1953 herausfinden mußte, ob der Farmer Mike Perkins einen Kälberdiebstahl begangen hatte. Das einzige Indiz gegen Perkins war die Anschuldigung seines Nachbarn. So kam der Richter auf die Idee, die Kuh, die laut Aussage des angeblich Bestohlenen die Mutter des entwendeten Kalbes war, als Zeugin in Erscheinung treten zu lassen. Der zuständige Sheriff brachte besagte Kuh zu der Koppel auf das Farmglände des Angeklagten, wo sich alle dessen Kälber aufhielten. Beim Anblick der Kälber wurde die Kuh unruhig und begann, laut zu muhen. Als man sie frei ließ, lief sie ohne Umschweife auf eines der Kälber zu und leckte es liebevoll immer wieder an der Stelle, wo der Angeklagte sein Brandzeichen gesetzt hatte. Der Richter befand Mike Perkins für schuldig. [19]

Wie muß sich nun eine Kuh fühlen, der nicht nur einmal, sondern etliche Male nach der Geburt ihr Kalb entrissen wird?

Sensibel, wie diese Tiere sind, fühlen sie höchstwahrscheinlich, daß ihren Nachwuchs nicht gerade das Paradies erwartet. Ob sich aber eine Kuh in ihrer Gutmütigkeit die heute üblichen Verhältnisse in der Kälbermast ausmalen kann, wage ich zu bezweifeln.

Gutes Kalbfleisch, welches von Gourmets geschätzt wird, muß hell und zart sein. Da dummerweise das Blut der Kälber unappetitlich rot ist, wird Kalbfleisch umso besser, je stärker das Kalb unter Anämie leidet. Aus diesem Grund wird sorgfältig darauf geachtet, daß die Nahrung des Kalbes so wenig Eisen wie möglich enthält. In seiner Verzweiflung würde das Kalb sogar seinen eigenen Urin trinken, um wenigstens das darin enthaltene Eisen aufzunehmen. Aber zum Wohle der abendländischen Eßkultur werden die Mastkälber in derart enge Boxen gezwängt, daß eine Körperdrehung, die zum Trinken des Urins nötig wäre, nicht möglich ist.

Wenn die Kälbermast schon nicht gerade von mütterlicher Fürsorge geprägt ist, so verstehen es die Werbestrategen der Fleischindustrie aber doch, ihre Kunden mit solchen möglicherweise genußmindernden Tatsachen nicht zu belasten. In einer Werbeanzeige der CMA für „Deutsches Qualitätsfleisch aus kontrollierter Aufzucht" kann man unter der Überschrift: „Was bedeutet kontrollierter Aufzucht" unter anderem folgendes lesen: „Alle Tiere müssen aus bäuerlichen Betrieben stammen, wo sie artgerecht gehalten werden. Die Fütterung unterliegt strengen Richtlinien." Ich weiß ja nicht, wie es Ihnen geht, lieber Leser, aber ich bezweifle ernsthaft, ob ein Leben ohne Bewegung und Tageslicht und eine Anämie erzeugende Kost besonders artgerecht ist.

Auch das Rindfleisch von ausgewachsenen Tieren stammt nicht gerade aus dem Tierparadies. Mit Ausnahme des Futters, das bei Rindern unter etwas anderen Gesichtspunkten zusammengestellt wird, sind die Bedingungen bei der Rindermast mit denen der Kälbermast praktisch identisch.

■ Aber Sie essen doch Geflügel?

Genau diesen Satz bekommt man als Vegetarier häufig zu hören, wenn man zu erklären versucht, warum man kein Fleisch ißt. Nun, es sind nicht immer nur die überzeugten Vegetarier, die auf das Brathähnchen verzichten. In den USA essen laut eigener Aussage 87% der Lebensmittelinspektoren für die Geflügelzucht aufgrund dessen, was sie in ihrer Arbeit täglich zu sehen bekommen, kein Geflügel mehr. [20]

Amerika mag weit weg sein, aber die Methoden der Geflügelzucht sind in europäischen Ländern keineswegs anders. Für Rücksichtnahme auf die Hühner bleibt in der modernen Geflügelhaltung ebenso wenig Raum wie für Rücksichtnahme auf den Konsumenten. Dieser ahnt wohl kaum, was sein Frühstücksei oder halbes Hähnchen so alles enthält. Wer weiß schon, daß Futter für Legehennen unter anderem zerstückelte Hühnerleichen enthält (von den Tieren, die von ihren Strapazen als Legehenne erlöst sind), nebst Zement, Fischmehl, Antibiotika und anderen Medikamenten?

Um Platz und Heizkosten zu sparen, werden die Tiere dicht an dicht in Käfige gezwängt, so daß sie sich gegenseitig durch ihre Körperwärme warmhalten. Mit der Zeit führt dies natürlich zu Panik (stellen Sie sich einmal vor, Sie müßten den Rest Ihres Lebens in einem überfüllten Fahrstuhl verbringen). In ihrer Angst hacken die Hühner aufeinander ein, was sicher für viele Tiere tödlich enden würde. Aber solche Verluste können sich Eier- und Geflügelerzeuger nicht leisten. Anstatt jedoch die Ursache des Problems zu beseitigen und den Tieren genug Platz zur Verfügung zu stellen, hat man eine andere Lösung gefunden: Den Hühnern werden einfach kurzerhand die Schnäbel abgeschnitten.

Das Gewebe, welches dabei durchschnitten wird, ist etwa so empfindlich wie bei einem Menschen das Fleisch unter einem Fingernagel.

Äußerst schmerzhaft für die Hühner ist auch der Kontakt ihrer Füße mit dem Käfigboden, dessen Gitterstäbe sich tief in das Gewebe einschneiden.

■ Kost und Logis

Ich bin mir sicher, daß auch die Mehrzahl der Landwirte über die derzeit herrschenden Verhältnisse in der Nutztierhaltung nicht erfreut ist. Die brutale Behandlung der Tiere ist oftmals zu einer Existenzfrage geworden, denn wer seine Tiere unter humanen Bedingungen hält, kann keine konkurrenzfähigen Preise erzielen. Hier sind auch die Politiker gefordert, vor allem aber die Konsumenten, die durch ihren Kaufentscheid mehr bewirken können als alle gesetzlichen Bestimmungen. Je weniger tierische Erzeugnisse gekauft werden, umso eher ist ein Ende der Grausamkeit in der Tierhaltung möglich.

Neben den vielen Bauern, die zumeist unverschuldet in den Teufelskreis einer rein gewinnorientierten Landwirtschaft geraten sind, gibt es aber auch die Fleischlobby, die das große Geld verdienen will. Sie tut daher ihr möglichstes, um ihre Kunden von umsatzschädigendem Nachdenken über das Leid der Nutztiere abzuhalten. Da der Tierschutz immer mehr Anhänger findet, ist gezielte „Aufklärung" von Seiten der

Fleischerzeuger die Antwort. Mit einem Millionen-Budget und ganzseitigen Anzeigen, z.B. im „Spiegel", wird man so informiert:

„Unsere jüngste Generation von Schweinen kennt keinen Streß mehr."

Weiterhin wird behauptet, die heutigen Schweine seien durch Züchtung so weit an die Lebensbedingungen in der Tierfabrik angepaßt, daß sie nicht mehr unter ihnen leiden.

Wissenschaftliche Untersuchungen beweisen aber klar das Gegenteil. So hat z.B. Professor Stolbe von der Universität Zürich Schweine aus der Intensivhaltung in Freigehege ausgesetzt und festgestellt, daß sie sofort das Verhalten von Wildschweinen annehmen: Sie leben in Großfamilien, haben ein starkes Zusammengehörigkeitsgefühl, bauen sich abends große Schlafnester, trennen strikt Kot- und Liegeplatz und sind sehr neugierig und bewegungsfreudig. [21]

Nichts von diesem Verhalten ist in der Massentierhaltung möglich. In besagtem Inserat wird schließlich noch der Eindruck erweckt, als lebten die Masttiere von heute in einer Art Hotel. Wörtlich heißt es, die Tiere würden „Kost und Logis" genießen.

Was würden Sie zu einem Hotel sagen, in dem Sie auf engstem Raum eingesperrt, ohne Tageslicht und in Ihren eigenen Exkrementen hausen müßten?

6

ALLE LEBEWESEN HABEN EINEN PLATZ IN DER SCHÖPFUNG

Die grausamen Zustände der Massentierhaltung gibt es in diesem Ausmaß erst seit einigen Jahrzehnten. Schon lange vorher haben die Menschen begonnen, Tiere zu halten, um ihr Fleisch zu essen, ohne daß sie die heutigen entsetzlichen Methoden anwenden mußten.

Aber nehmen wir einmal an, die Nutztiere würden tatsächlich wieder unter guten Bedingungen gehalten werden, wie es ja bei manchen biologischen Bauernhöfen sogar der Fall ist. Nehmen wir an, sie hätten gesundes Futter, genügend Bewegung und Aufenthalt im Freien und die

Möglichkeit, ihr natürliches Sozialverhalten auszuleben - bliebe dann nicht immer noch ein großes Unrecht, einfach, weil dem Tier zur Befriedigung menschlicher Eßlust das Leben genommen wird?

Man mag nun erwidern, der Mensch sei eben ein Allesesser und dies sei der Lauf der Natur. Diese Ansicht, auf die man bei so vielen Menschen stößt, basiert jedoch auf einem grundlegenden Irrtum. Der Mensch ist, wie die Ernährungswissenschaft eindeutig belegen kann, von Natur aus zum Pflanzenesser bestimmt. Tiere zu schlachten und zu essen ist für den Menschen eine Übertretung der Naturgesetze, die seiner körperlichen und geistigen Gesundheit teuer zu stehen kommt. Auf diesen Aspekt wird in den folgenden Kapiteln noch ausführlich eingegangen. Wer tatsächlich glaubt, Fleischessen sei für uns naturgemäß, dem schlage ich folgendes Experiment vor:

Gehen Sie mit einem kleinen Kind auf eine Obstplantage. Beobachten Sie, wie das Kind auf seine Umgebung reagiert, ob es ihm Freude bereitet, sich Früchte zu pflücken und diese zu essen und wie lange es in dieser Umgebung bleiben will.

Dann gehen Sie mit demselben Kind auf einen Schlachthof. Beobachten Sie, ob das Kind sich wohl fühlt, ob es vielleicht an einer abgehängten Rinderhälfte zu knabbern beginnt und wie lange es bleiben möchte. Vergleichen Sie nun, wo das Kind sich am rechten Platz gefühlt hat.

Tiere zu schlachten, auszunehmen und ihre Innereien und ihr Fleisch roh zu essen, ist für uns Menschen im allgemeinen sehr abstoßend. Früchte und Gemüse zu ernten und roh zu essen, ist dagegen ganz natürlich und angenehm. Viele Menschen legen sich ja als Freizeitbeschäftigung einen Gemüsegarten zu. Haben Sie schon mal von jemandem gehört, der in seiner Freizeit schlachten geht?

Wenn wir also von Natur aus nicht zum Fleischesser bestimmt sind (gleiches gilt natürlich auch für Fisch und Geflügel), wenn Fleischnahrung sogar unserer Gesundheit erheblich schadet und wir viel mehr pflanzliche Kost zur Verfügung haben als notwendig, wie können wir dann das Töten der Tiere rechtfertigen?

Wir Menschen streben in unserer Gesellschaft immer nach Demokratie, weil sie das gerechteste System ist. Gleichzeitig verhalten wir uns aber gegenüber den Tieren wie ein grausamer Diktator. Wir bestimmen über das Leben der Tiere, wie es uns gefällt. Während wir für uns selbst größtmögliche persönliche Freiheit beanspruchen, gestatten wir Schweinen, Kälbern, Hühnern, Lämmern, Fischen und anderen Tieren noch nicht einmal das nackte Leben. Nur weil sie uns so gut schmecken.

Die Ausführungen in diesem Kapitel haben einen kleinen Einblick in das Seelenleben der Tiere gegeben. Tiere sind ebenso empfindsame Wesen wie wir Menschen. Sie haben ihre eigenen, einzigartigen Ausdrucksformen von Intelligenz, Schönheit und Persönlichkeit. Ein Tier schätzt sein Leben genauso wie wir Menschen das unsrige. Wer sind wir, uns über die Tiere zu erheben und ihnen das Recht auf Leben abzusprechen?

Wir Menschen haben die Schöpfung in ihrer immensen Vielfalt und Schönheit nicht selbst erschaffen, sondern sind ein Teil von ihr. Daher haben wir sicherlich Anspruch auf die Dinge, die wir zum Leben brauchen. Ich glaube aber kaum, daß wir ein Recht darauf haben, andere Geschöpfe blindwütig auszubeuten.

Sicher gibt es viele tierliebende Menschen in unserer Gesellschaft. Nicht wenige lieben ihren Hund mehr als ihren Nachbarn oder Arbeitskollegen, verzehren aber trotzdem genüßlich ihr Steak zum Abendessen. Tiere werden eben eingeteilt in solche, die zum Liebhaben sind, und solche, die man ruhig schlachten kann. Welch eine Anmaßung von uns Menschen, ganze Lebensgattungen nach unseren Wünschen zu klassifizieren!

Ich kann mich noch gut daran erinnern, wie anläßlich der olympischen Spiele 1988 in Seoul die Zeitungen berichteten, daß es in Korea üblich sei, Hunde und Katzen zu essen.

Die Folge war große Empörung bei vielen Tierfreunden, die sich in zahlreichen Leserbriefen ausdrückte. Ich möchte gerne jeden Menschen, der sich berechtigterweise über die Mißhandlung von Hunden und

Katzen empört, dazu ermuntern, einmal darüber nachzudenken, ob ein Schwein, ein Kalb oder ein Huhn nicht genauso liebens- und schützenswert ist.

Diese Erde ist für alle Geschöpfe Gottes da. Sie hat, wie Mahatma Gandhi einmal treffend feststellte, genug für unsere Bedürfnisse, aber nicht für unsere Gier. Wenn wir verantwortungsvoll auf ihr leben wollen, sollten wir auch den Tieren das gleiche Recht auf Leben zugestehen wie uns selbst.

■ Der Unterschied zwischen Fleisch und Pflanze

Nun könnte man sicher zu Recht fragen: Was ist denn der Unterschied zwischen dem Töten von Tieren und Pflanzen für unsere Nahrung? Ohne Zweifel sind auch Pflanzen fühlende Lebewesen.

Zunächst einmal vernichtet der Fleischesser zehnmal mehr Pflanzen als der Vegetarier, da zur Erzeugung von Fleisch eine Unmenge pflanzlicher Futtermittel notwendig ist.

Außerdem müssen wir ja essen, um unser Leben zu erhalten, und da wir von Natur aus zum pflanzenessenden Wesen bestimmt sind, ist das Essen von Pflanzen keine Übertretung der Lebensordnung.

Wenn wir Früchte essen, töten wir nicht, denn Früchte sind die Geschenke der Natur, die zum Essen und zur Vermehrung der Mutterpflanzen geschaffen sind. Wenn wir reife Äpfel pflücken, tun wir nur das, was die Natur ohnehin vorgesehen hat, und wir fügen dem Apfelbaum kein Leid zu.

Gemüse ernten wir zu dem Zeitpunkt der Reife, wenn diese Gewächse im Rhythmus der Natur auch von alleine sterben würden. Wir verkürzen aber die natürliche Lebensdauer dieser Gewächse in keiner Weise.

Grausam sind nur die Methoden, mit denen überzüchtete Nutzpflanzen in der High-Tech-Landwirtschaft von heute auf Riesenerträge getrimmt werden. Dem können wir durch den Kauf biologischer Erzeugnisse und durch Eigenanbau effektiv entgegentreten.

7
FLEISCH, WELTHUNGER UND UMWELTSCHUTZ

Viele Eltern erziehen ihre Kinder dazu, Essensreste nicht einfach achtlos wegzuwerfen. Dies geschieht sicher in guter Absicht. Das Kind soll seine Nahrung schätzen lernen. Unsere Nahrung ist ja auch etwas sehr Wertvolles, denn sie ermöglicht uns das Leben auf der Erde.

Die meisten Menschen kritisieren daher angesichts der weltweit hungernden Millionen jede Verschwendung von Nahrungsmitteln.

Und doch vergeuden dieselben Menschen, dieselben Eltern, die ihre Kinder auf diese Weise anleiten, täglich massenhaft wertvolle Grundnahrungsmittel. Mit jeder Fleischmahlzeit werfen sie indirekt fünfzehn vollständige Mahlzeiten aus Getreide, Gemüse und Hülsenfrüchten weg.

Bevor nämlich ein Masttier schlachtreif ist, muß es eine Weile gefüttert werden. Über den Tiermagen gehen so bei der Erzeugung von 1 kg Fleisch 7 bis 16 kg Getreide oder Hülsenfrüchte verloren. Berechnet man noch den großen Verbrauch an Wasser, den Energieaufwand und die Arbeitskraft, die bei der Tiermast verbraucht werden, so kommt man zu dem Ergebnis, daß mit dem gleichen Aufwand an fruchtbarem Land, Wasser, Energie und Arbeitskraft fünfzehnmal mehr pflanzliche Grundnahrungsmittel erzeugt werden können als Fleisch. Auch die Erzeugung von Eiern und Milchprodukten ist verschwenderisch, wenn auch nicht im selben Ausmaß wie die Fleischproduktion.

Tragischerweise wird ein Großteil der Fleischwaren und Futtermittel, die in reichen Industrieländern verbraucht werden, in der dritten Welt erzeugt. Allein aus Brasilien importierte Deutschland im Jahr 1991 rund 10.600 Tonnen Rindfleisch. [35]

Den dafür notwendigen Weideflächen fällt der unersetzbare tropische Regenwald zum Opfer. Bereits 100.000 Quadratkilometer Regenwald sind in Brasilien für Rinderfarmen geopfert worden.

Neben dem Regenwald sind auch die Kleinbauern Leidtragende des Fleischexportes. Die Hälfte des fruchtbaren Landes in Brasilien wird von nur 0,8% der Betriebe bewirtschaftet. [35] Die Kleinbauern müssen den Großfarmen weichen, ziehen in die Elendsviertel der Städte und vergrößern das Heer der Millionen von hungernden, für immer verarmten Menschen in Lateinamerika. Die Kuh des reichen Mannes wird mit dem Getreide des armen Mannes gefüttert.

Bei der Schweinemast in europäischen Ländern ist Maniok eines der wichtigsten Futtermittel. Importiert wird Maniok aus Thailand, wo sich in den achtziger Jahren der Maniokanbau verdreißigfacht hat. Waren 1979 noch 72% der Landesfläche Tropenwald, so sind es mittlerweile nur noch 14% . Der übrige Teil mußte dem Maniok weichen, weil es den Exporteuren nun mal mehr Geld einbringt als eine intakte Ökologie.

Im Hauptanbaugebiet des Maniok sind die Hälfte der Kinder unterernährt. Die kleinbäuerlichen Betriebe ihrer Eltern fielen den Maniokfarmen zum Opfer. Pro Jahr sterben 60 000 Kinder in Thailand an Unterernährung. Die Europäer dagegen sind übergewichtig und krank vom Schweinefleisch, erzeugt mit thailändischem Maniok. [35]

Doch selbst diese schrecklichen Zustände sind eher harmlos, verglichen mit der Hungerkatastrophe, die sich durch die Verschwendung von Futtermitteln für die Fleischerzeugung weltweit anbahnt. Zur Welternährungsproblematik mag man einwenden, daß es ja reichlich Überschüsse an Lebensmitteln gäbe, vor allem an Getreide, dem wichtigsten Grundnahrungsmittel. Die Weltbevölkerung könne schon ausreichend ernährt werden, würden nur die Getreidevorräte richtig verteilt werden. Es ist sicher richtig, daß nicht nur ein reiner Mangel an Nahrung, sondern auch die politischen und sozialen Verhältnisse in der dritten Welt ganz erheblich zu Hungerkatastrophen führen. Oder besser gesagt: Bisher gab es eigentlich genug Nahrung für alle Menschen auf der Welt, wobei die Fleischerzeugung an der ungerechten Verteilung einen erheblichen Anteil hat.

Aber die Zeiten der großen Getreidevorräte nähern sich rasch dem Ende. Laut dem renommierten Worldwatch Institute gab es 1987 weltweit eine Getreidereserve von 461 Millionen Tonnen, genug, um die Weltbevölkerung 102 Tage lang zu ernähren. Seither war in jedem Jahr der Verbrauch größer als die Erzeugung. 1990 betrug die Reserve noch 290 Millionen Tonnen, womit die Weltbevölkerung 62 Tage ernährt werden könnte.[36]

Wenn dieser Trend anhält, sind 1996 die Getreidevorräte der Welt erschöpft. Da aufgrund von Klimaveränderungen Dürren und Mißernten immer mehr zunehmen, kann es dann zu einer Hungerkatastrophe nie gekannten Ausmaßes kommen. Dies zeichnet sich, von der Überflußgesellschaft unbemerkt, bereits deutlich in den USA ab. Die USA sind bei weitem der größte Getreideproduzent der Welt. In über 100 Ländern hängt die Ernährung der Bevölkerung wesentlich von US-amerikanischem Getreide ab. Durch den rapiden Verlust an fruchtbarem Boden und die ständige Erwärmung der Erdatmosphäre gehen die Ernten in den USA mehr und mehr zurück. Die sieben heißesten Jahre, verbunden mit den größten Mißernten der amerikanischen Geschichte, wurden alle nach 1980 registriert.

Wenn nur noch eine ähnliche Mißernte wie im Dürrejahr 1988 auftritt, gibt es in über hundert Ländern eine Hungerkatastrophe gigantischen Ausmaßes.

Auch in Europa wird US-Getreide als Futtermittel in der Tiermast verwendet. Unser Fleischkonsum hat auf die Welternährungssituation der Zukunft ebenso verheerende Auswirkungen wie der der Amerikaner. Aber die zu erwartende Katastrophe ließe sich ganz einfach dadurch verhüten, daß man das Getreide voll und ganz der menschlichen Ernährung zur Verfügung stellt, anstatt, wie bisher, ca. 49% der Welternte an Masttiere zu verfüttern.[23]

■ Umweltschutz beginnt am Eßtisch

Auf die Zerstörung des tropischen Regenwaldes im Zusammenhang mit der Fleischerzeugung wurde bereits eingegangen. Doch damit sind längst nicht alle ökologischen Folgeschäden der tierischen Nahrungsmittelproduktion aufgezählt. Dieses Thema ist für sich umfangreich genug, um ganze Bücher zu füllen. Hier soll ein kurzer Überblick genügen.

Für den großen Verbrauch an Futtermitteln durch die Massentierhaltung müssen riesige Waldflächen für den Geteideanbau gerodet werden. Dabei übersteigt auch der Einsatz von Kunstdüngern und Pestiziden erheblich die sonst nur für den menschlichen Getreideanbau nötige Menge. Der Schaden an Natur und Mensch, den die in der Landwirtschaft verwendeten Chemikalien anrichten, ist nach Untersuchungen des renommierten Chemikers Dr. Americo Mosca jährlich so groß wie der einer radioaktiven Ausschüttung von 72.500 Atombomben des Hiroshima-Typs.[37] Das Ausmaß an Pestiziden, das jährlich auf die Äcker dieser Welt verteilt wird, reicht aus, um das Hundertfache der Weltbevölkerung zu töten. Irreparable Schäden an der Natur sind die unausweichliche Folge. Ein Großteil dieser Zerstörungen wäre vermeidbar, wenn die Landwirtschaft pflanzliche Nahrung direkt für den Menschen erzeugen würde und der verschwenderische Umweg über die Tiere eingespart würde.

„*Wir wissen heute, daß die Belastung der Nord- und Ostsee eigentlich eher zu 60-70 Prozent aus der Landwirtschaft stammt und nicht, wie man früher annahm, zu 30-40 Prozent...*"
„*...daß lufttransportierter Stickstoff zu über 60 Prozent aus Ammonium besteht, wovon 90-95 Prozent aus der Landwirtschaft stammen, überwiegend aus den Rinder- und Schweinebeständen sowie aus der Gülleaufbringung...*"
„*...eine Kuh etwa doppelt soviel Stickstoff in die Luft entläßt wie ein Auto ohne Katalysator an Stickstoff aus Stickoxiden, nämlich 36 Kilogramm pro Jahr.*"
DR. ERICH HORSTMANN
Institut für Meereskunde, Kiel
(*Quelle: Wolfgang Buttner: „Waldsterben durch Landwirtschaft"*)

- Anteil des von Masttieren verbrauchten Getreides an der jährlichen Welternte **49 %**
- Anteil der Nährstoffe, die bei der Umwandlung von Getreide in Fleisch verlorengehen
  - Eiweiß **90 %**
  - Kohlenhydrate **99 %**
  - Faserstoffe **100 %**
- Ertrag eßbarer Produkte, die in einem Jahr auf einem Hektar Land erzeugt werden können:

Kirschen	1.000 kg
Bohnen	2.000 kg
Äpfel	4.000 kg
Karotten	6.000 kg
Tomaten	10.000 kg
Sellerie	12.000 kg
Rindfleisch	50 kg

- Alle zwei bis drei Sekunden stirbt ein Kind an Unterernährung

Der Wasserverbrauch zur Erzeugung von 1 kg Weizen beträgt ca. 60 Liter. Um 1 kg Fleisch zu produzieren, sind aber 2.000 - 15.000 Liter Wasser notwendig. Das in der Tierfabrik verbrauchte Wasser landet dann im Gülleloch. Da die Tiere viel mehr Jauche produzieren, als zum Düngen der Felder gebraucht werden kann (in einer Sekunde produzieren die Masttiere auf der Welt über 100.000 Tonnen Exkremente), überdüngt man die Felder, so daß die Jauche ins Grundwasser und in die Flüsse, Seen und Meere gerät. Der Ökologe Dr. Georg Borgström errechnete, daß die Verschmutzung der Gewässer durch die Fleischerzeugung zehnmal größer ist als durch Privathaushalte und dreimal größer als durch alle anderen Industriezweige zusammengenommen.[38]

8
VEGETARISMUS IN DEN WELTRELIGIONEN

*„Ich gebe nicht viel auf die Religion eines Mannes,
für dessen Hund oder Katze sie nichts Gutes bedeutet."*

ABRAHAM LINCOLN

Ein Missionar geht im afrikanischen Urwald spazieren. Da hört er plötzlich ein furchterregendes Brummen hinter sich. Als er sich angsterfüllt umdreht, sieht er nur wenige Schritte hinter sich einen riesigen Löwen. Verzweifelt blickt er zum Himmel empor und bittet: „O Herr, bitte laß diesen Löwen einen guten Christenlöwen sein." „Dein Wunsch sei Dir erfüllt", spricht da der Herr. Als sich der Missionar abermals umdreht, sieht er den Löwen mit andächtig gefalteten Pfoten beten: „O Jesus, Herr, sei Du unser Gast und segne, was Du uns bescheret hast!"

In allen Weltreligionen gab es ursprünglich das Gebot der vegetarischen Ernährung. Im Buddhismus und im Hinduismus hat sich bis heute nichts daran geändert. Anders dagegen in der christlichen Theologie, welche das Tier zu einem seelenlosen, für den Menschen beliebig nutzbar zu machenden Wesen herabgewürdigt hat. Grund dafür sind einerseits Aussagen kirchlicher Autoritäten, die den Tieren eine Seele abgesprochen haben. Der bedeutendste dieser Theologen war Thomas von Aquin. Er vertrat übrigens auch die Meinung, Frauen hätten keine Seele.

Andererseits haben Manipulationen an der Bibel zu einer Verzerrung der ursprünglichen Lehre Jesu geführt. Dies gilt besonders für die Stellung der Tiere. Sicher ist die Bibel nach wie vor eine der großen und bedeutenden Schriften der Menschheit, die vielen Menschen Kraft und Rückhalt gibt. Es stimmt aber andererseits einfach nicht, daß sie ein vom Himmel gefallenes, einheitliches Werk ist, dessen Inhalt nie verändert wurde, wie es uns manche Theologen weismachen wollen. Dies kann man schon daran erkennen, daß es allein in deutscher Sprache über 70 verschiedene Ausgaben der Bibel gibt, die zum Teil in wichtigen Passagen erheblich voneinander abweichen.

Das Tier im Christentum

Der Großteil der christlichen Kleriker ist heutzutage der Meinung, Tiere seien dem Menschen untergeordnet und beliebig für deren Zwecke zu gebrauchen. Es gibt aber auch andere Stimmen innerhalb der Kirche. Eugen Drewermann beispielsweise, der bekannte Kirchenrebell, ist überzeugter Vegetarier und bemüht sich unermüdlich für die Rechte der Tiere.[24] Nicht minder kontrovers als die Meinungen der Kleriker sind die Aussagen in der Bibel zum Thema Tierrechte und Fleischverzehr. So heißt es z.B.: „Du magst schlachten und Fleisch essen in allen deinen Toren nach der Lust deiner Seele, nach dem Segen des Herrn, deines Gottes, den er dir gegeben hat." *(5. Mose 12/15,16)*

Andere Stellen dagegen sagen etwas Gegenteiliges: „Wer einen Ochsen schlachtet, ist eben als der einen Mann erschlüge." *(Jesaja, 66/3)*

Hier wird also der Tiermord mit dem Mord am Menschen gleichgesetzt. War Gott etwa wankelmütig?

Zur Geschichte der Bibel muß festgehalten werden, daß sie nicht aus der Lebzeit Jesu stammt. Erst im dritten Jahrhundert wurde in Rom damit begonnen, aus den Hunderten von Aufzeichnungen über das Leben und die Lehren Jesu ein einheitliches Standardwerk zu schaffen.[25] Die Auswahl der als geeignet befundenen Schriften unterlag nicht zuletzt dem erheblichen Einfluß Kaiser Konstantins (285-337 n. Chr.), der das Christentum zur römischen Staatsreligion machen wollte.

Konstantin war nun nicht gerade das Vorzeigebeispiel christlicher Nächstenliebe. Seine Gegner ließ er mit äußerst brutaler Gewalt verfolgen und er selbst pflegte einen sehr ausschweifenden Lebensstil. Um diesen nicht ändern zu müssen, wurden viele Dokumente über die Lehren Jesu von vornherein als ungeeignet abgelehnt.

So wurden lediglich 27 Aufzeichnungen, die zwischen 60 und 150 n. Chr. gemacht wurden, zur Grundlage der Bibel. Die stark voneinander abweichenden Begriffsdefinitionen und Interpretationen der verschiedenen Autoren erforderten aber eine umfassende Überarbeitung, da die Texte ein einheitliches Werk ergeben sollten.

Die für diese Überarbeitungen ernannten „Correctores" hatten dafür zu sorgen, daß der Inhalt der Schriften den Ansichten der kirchlichen und staatlichen Obrigkeiten entsprach. So wurden die meisten Hinweise auf das Gebot der vegetarischen Ernährung bereits entfernt, bevor das Neue Testament durch Papst Damasus 382 n. Chr. seine formelle Anerkennung erhielt.

Auf späteren Konzilien, wie auf dem Konzil zu Konstantinopel 533 n. Chr., wurden weitere einschneidende Veränderungen in der heiligen Schrift beschlossen.

■ Biblische Irrtümer

Bereits ein verändertes Wort in der Bibel kann die ganze christliche Weltanschauung zu einem bestimmten Thema ungeheuer beeinflussen. Ein Beispiel hierfür ist die Bibelaussage, Jesus hätte das Osterlamm gegessen. Martin Luther übersetzte seinerzeit - sicher ohne böse Absichten - den Ausdruck „TO-PAS-CHA" mit dem Wort Osterlamm. Zu Luthers Zeit war es nämlich bereits üblich, am Gründonnerstag Lamm zu essen.

Nicht so zu Lebzeiten Jesu. Bei den Juden herrschte am Gründonnerstag striktes Schlachtverbot. TO-PAS-CHA bedeutet wörtlich Ostermahlzeit. Von Lamm ist in den aramäischen Urtexten der Bibel nie die Rede. (Aramäisch war die Sprache, die Jesus sprach.)

Das Abendmahl hat laut Bibel im Hause eines Wasserträgers stattgefunden. Im Judentum der damaligen Zeit war es aber unüblich, daß ein Mann die Aufgabe des Wasserholens übernahm. Dies geschah nur in der Gemeinschaft der Essener. Das Abendmahl hat sich also im Hause eines Esseners vollzogen. Da die Angehörigen dieser Bruderschaft strikte Vegetarier waren, darf man davon ausgehen, daß das biblische Abendmahl fleischlos war.

Eine weitere folgenschwere Fehlübersetzung eines einzigen Wortes bezieht sich auf die Eßgewohnheiten von Johannes dem Täufer. Von ihm heißt es in der Bibel, er habe Heuschrecken und Honig gegessen. Das lateinische Wort „Lokusta" bedeutet in der Tat Heuschrecke, aber es bezeichnet auch die Früchte des Heuschreckenbaumes. Und weil eben Johannes diese Früchte, und nicht etwa Insekten, gegessen hat, heißen sie auch heute noch Johannesbrot!

Im ersten Timotheusbrief des Apostel Paulus empfiehlt dieser den Genuß von Fleisch und Wein. Im selben Brief warnt Paulus auch vor der Gemeinschaft der Gnostiker, die sich vegetarisch ernährten und die Lehre der Reinkarnation vertraten. Merkwürdigerweise aber entstand die Gemeinschaft der Gnostiker erst lange nach Paulus Tod. Seine Warnung im ersten Timotheusbrief klingt aber ganz und gar nicht wie eine Prophezeiung für die Zukunft, sondern vielmehr so, als hätte es die Gnostiker bereits gegeben. Da der erste Timotheusbrief vom zweiten stilistisch und begriffsmäßig erheblich abweicht, ist die Schlußfolgerung berechtigt, daß er keineswegs aus der Feder von Paulus stammt, sondern von den bereits erwähnten Correctores.

Viele große Heilige des Christentums waren Vegetarier und große Tierfreunde. Der bekannteste unter ihnen ist wohl Franziskus von Assisi. Aber auch der heilige Antonius, Basilius der Große, Origines, Johannes von Chrysostomos, Clemens von Alexandrien, der heilige Hieronymus, Eusebius, Bonifatius, Gregor von Naziang, der Apostel Matthäus, Tertullian, Bruder Eckehart u.a. aßen kein Fleisch. Auch Mutter Theresa, wahrlich eine Symbolfigur für christliche Nächstenliebe, ernährt sich vegetarisch.

Es gibt auch sehr ernstzunehmende Überlieferungen, aus denen klar hervorgeht, daß Jesus Christus selbst vegetarisch lebte, die Tiere liebte und anderen Menschen ebenfalls die Liebe zu Tieren vermittelte.

▪ Das Evangelium des vollkommenen Lebens

Die Unvollständigkeit der Bibel ergibt sich auch aus der Tatsache, daß sie keinerlei Angaben über das Leben Jesu zwischen dem 12. und 30. Lebensjahr enthält. Die Aufzeichnungen über sein gesamtes Leben wurden von einem Mitglied der Essener-Bruderschaft in einem buddhistischen Kloster in Tibet versteckt, um es vor dem Zugriff der römisch-katholischen Kirche zu schützen. 1881 entdeckte der Priester G. J. Ouseley dieses bedeutende Dokument und publizierte es 1901 erstmalig. Dieses Werk unterlag nicht dem Einfluß zahlreicher Correctores. Es enthält eindeutige Aussagen über die Tierliebe des heranwachsenden Jesus und klare Gebote über den Schutz aller Geschöpfe.

„Bei seinen Wanderungen kam er auch ins Land der Chaldäer, wo er Priester und Weise lehrte: Niemand soll verletzen oder töten, denn die Welt soll erfüllt werden von der Erkenntnis des einen Heiligen. Und in diesen Tagen will ich nochmals einen Bund schließen mit den Tieren der Erde und den Vögeln der Luft, mit den Fischen des Meeres und allen anderen Geschöpfen der Erde. Ich will die Bogen zerbrechen und auch das Schwert sowie alle Werkzeuge des Krieges von der Erde verbannen, damit Menschen und Tiere ohne Furcht leben können." [27]

„An einem anderen Ort sah er einen jungen Mann, der im Begriff war, lebende Kaninchen und Tauben für ihn zu schlachten, damit er sie mit seinen Jüngern verzehre. Jesus sprach: Du hast ein gutes Herz und Gott wird dich erleuchten. Doch weißt Du nicht, daß Gott am Anfang dem Menschen die Früchte der Erde zur Nahrung gab, ihn ebenso wie den Affen, den Ochsen, das Pferd oder das Schaf erschuf und ihm nicht erlaubte, seine Mitgeschöpfe zu töten und sie zu verzehren?" [27]

Das Evangelium der Zwölf, von G. J. Ouseley herausgegeben unter dem Titel „Evangelium des vollkommenen Lebens", enthält noch etliche weitere Stellen, die eines ganz deutlich machen: Jesus Christus betrachtete die Tiere als Mitgeschöpfe, die der Mensch liebevoll behandeln soll. Das Schlachten und Fleischessen ist ein Verstoß gegen die hohen ethischen Gebote des echten Christentums.

■ **Die Lehren der Essener**

Eine andere Dokumentation über das Christentum, die in unverfälschter Form vorliegt, sind die Schriftrollen der Essener. Sie wurden von dem Universalgelehrten Dr. Edmond Bordeaux Szekely 1927 in den

Geheimarchiven des Vatikan gefunden. Das Friedensevangelium der Essener enthält einen bemerkenswerten Dialog zwischen Jesus und einigen kranken Menschen. Jesus erläutert, daß man nur dann zurück zu Gott finden kann, wenn man in Einklang mit den Naturgesetzen lebt. Zur Ernährung sagt er unter anderem: „Denn wahrlich, ich sage euch, der, der tötet, tötet sich selbst, und wer vom Fleisch erschlagener Tiere ißt, ißt vom Körper des Todes." [28] „Aber ich sage euch: Tötet weder Mensch noch Tier, noch die Nahrung, die euer Mund aufnimmt. Denn wenn ihr lebendige Nahrung eßt, wird sie euch beleben, aber wenn ihr eure Nahrung tötet, wird euch die tote Nahrung ebenfalls töten. Denn Leben kommt nur von Leben und vom Tod kommt immer nur Tod. Denn alles, was eure Nahrung tötet, tötet auch euren Körper. Und alles, was eure Körper tötet, tötet auch eure Seelen." [28]

Die Bruderschaft der Essener lebte nach diesen Lehren und praktizierte die christliche Nächstenliebe Hand in Hand mit dem Streben nach Harmonie mit der Natur. Die Essener erreichten ein Lebensalter von über hundert Jahren und waren als große Kenner der Heilkunst bekannt. Wie die Original-Schriftrollen der Essener belegen, gehörten Jesus Christus wie auch Johannes der Täufer dem höchsten Rat der Essener an.

■ Das Judentum

Obwohl im heutigen orthodoxen Judentum Tierschutz und Vegetarismus eine ebenso geringe Rolle spielen wie in den christlichen Amtskirchen, findet man an der Wurzel dieser Religion eine Fülle eindeutiger Aussagen und Empfehlungen zu diesem Thema.

Die Achtung vor den Tieren soll ein Jude unter anderem dadurch ausdrücken, daß:
- Tiere am Sabbat ausruhen läßt *(Exodus 23:12)*
- nicht ungleich starke Tiere beim Pflügen verwendet *(Deut. 22:10)*
- seine Tiere füttert, bevor er selbst ißt *(Talmud)*.

Die ersten Anweisungen zur Ernährung in der Thora (den fünf Büchern Moses) sind ebenfalls eindeutig:

„Hiermit übergebe ich euch alle Pflanzen auf der ganzen Erde, die Samen tragen, und alle Bäume mit samenhaltigen Früchten. Euch sollen sie zur Nahrung dienen." *(Genesis 1:29)* In Genesis 3:18 folgen weitere Ausführungen zu diesem Gebot, in denen Gemüse empfohlen werden.

Hesekiel verurteilt die Abkehr von der Religion im gleichen Maße wie die Abkehr von der pflanzlichen Ernährung: „Die Nahrung, die ich dir gab - mit Feinmehl, Öl und Honig nährte ich dich - das hast du den Götzen geopfert. Du hast deine Söhne und Töchter, die du mir geboren hast, genommen und ihnen Schlachtopfer zum Essen vorgesetzt." *(Hes. 16:19-23)*

Eine mittelalterliche jüdische Schrift, die Sefer Chasidim (Buch der Frommen), fordert:

„Sei freundlich und barmherzig zu allen Geschöpfen des Höchsten, die er in dieser Welt geschaffen hat. Schlage nie ein Tier oder sei die Ursache für Schmerzen für irgendein Tier."

Viele Helden der jüdischen Geschichte lebten in diesem Geist der Güte. Der Überlieferung nach wurde Moses zum geistigen Führer Israels erwählt, weil er einmal sein Mitgefühl mit einem Lamm gezeigt hatte (Exodus Rabbah 2, Midrash). Rebekka wurde als Isaaks Frau gewählt, weil sie Mitleid mit durstigen Kamelen hatte. Auch viele große jüdische Denker der Neuzeit empfinden für das Tier tiefes Mitgefühl. Zu den überzeugten jüdischen Vegetariern zählen unter anderem: Rav Kook, der als bedeutendster jüdischer Philosoph des 20. Jahrhunderts gilt; die Nobelpreisträger Isaac Singer und Shmuel Yoseph Agnong, Martin Buber; Shlomo Ghoren, der frühere Oberrabbiner von Israel; die Rabbiner Shear Yashuv Cohen und David Rosen; der Kabbalist Isaac Luria; außerdem rund 4% der Bevölkerung Israels, womit Israel nach Indien das Land mit dem zweithöchsten Anteil von Vegetariern aus ethischer Überzeugung ist.

Im krassen Widerspruch zu dieser gelebten Art der umfassenden Nächstenliebe steht leider die heutzutage in der jüdischen Kultur übliche Praxis des kosheren Schlachtens. Im allgemeinen Sprachgebrauch verwenden wir ja gelegentlich das Wort kosher als Synonym für „rein" oder „gut", und man könnte glauben, daß beim kosheren Schlachten dem Tier etwas mehr Respekt entgegengebracht wird, als es in Schlachthäusern allgemein üblich ist.

Die traurige Wahrheit ist aber, daß wohl keine andere Tötungsmethode das Tier so sehr leiden läßt wie kosheres Schlachten. Um das Blut, welches ein Jude nicht zu sich nehmen darf, zu entfernen, wird das Tier mit durchgeschnittener Kehle an den Füßen mit dem Kopf nach unten aufgehängt. Dabei bleibt das Tier bis zu sechs volle Minuten bei Bewußtsein. Kosher im Sinne von rein oder gut ist für solch eine Grausamkeit wohl kaum die geeignete Bezeichnung. Paradoxerweise kann man übrigens mit dieser Methode das Blut nur aus den Arterien, nicht aber aus den Kapillaren des Tierkörpers erntfernen.

Ich glaube nicht, daß kosheres Töten von Tieren dem Geist der jüdischen Propheten entspricht. Der übliche hebräische Ausdruck für Tiere lautet „nepesh chayah" und wird im Alten Testament etwa 400 mal gebraucht. Die genaue Übersetzung lautet „lebende Seele". In Genesis 7:15, 22 wird erklärt, daß Tiere den gleichen „Odem des Lebens" haben wie Menschen. Das kann aber nur bedeuten, daß Tiere gemäß der jüdischen Lehre ebenso unsere Brüder und Schwestern sind wie andere Menschen, und wir ihnen im gleichen Maße unser Mitgefühl zuteil werden lassen sollten.

■ Der Islam

Die ursprünglichen Lehren des Islam sind, ebenso wie die des Christentums und die des Judentums, durch den Lauf der Geschichte verzerrt worden. Das Wort Islam hängt mit dem arabischen Wort *salem* = Frieden zusammen und bedeutet Hingabe an Gott, die zu wahrem Frieden führt.

Die Lehren des Propheten Mohammed enthalten viele Anweisungen, Tiere gütig zu behandeln:

„Das unnötige Schlachten, Töten, Schlagen und grausame Behandeln von Tieren ist eine große Sünde."

„Wer gegenüber einem Tier Mitleid fühlt, dem wird auch Gott Mitleid schenken." [29] In Mohammeds Augen waren Tiere ebenso Kinder Gottes wie die Menschen, wie es auch im Koran festgehalten ist:
„Wahrlich kein Tier gibt es und keinen Vogel, der mit seinen Schwingen fliegt, die nicht Völker wie ihr wären... Alsdann werden auch sie zu ihrem Herrn versammelt." (*Sure 6/38*).

Wie von Jesus Christus gibt es auch von Mohammed viele überlieferte Belehrungen, friedfertig zu allen Geschöpfen zu sein. Wie alle großen Heiligen lebte auch Mohammed sehr asketisch. Er ernährte sich vegetarisch, obwohl dies in den Wüstengebieten, in denen er lebte, nicht einfach war. Historischen Aufzeichnungen zufolge bestand seine Nahrung aus Datteln, Nüssen, Gerstenbrot und Quellwasser. Über die vegetarische Ernährung sagte er einmal: „Der Bauch soll nicht zum Friedhof der Tiere werden." [30]

Bereits kurz nach Mohammeds Tod spaltete sich die Schar seiner Anhänger in die Sunniten und die Schiiten. Auch seine Lehre ist bis heute ganz offensichtlich verändert worden. Vor allem die bedauernswerte Fehlauslegung des Begriffs „Heiliger Krieg", womit der Pazifist Mohammed den Krieg gegen die eigenen Schwächen und Fehler meinte, hat den Islam in Mißkredit gebracht. Doch in den Wurzeln dieser Religion findet man wie im Christentum eine wunderschöne Lehre von der Einheit aller Dinge. Erkennt er sie und handelt danach, kann dem Menschen wahres Glück zuteil werden.

■ Der Buddhismus

Gautama Buddha begründete mit dem Buddhismus ein religiöses System, das heute von fast einer Milliarde Menschen praktiziert wird. Buddha lebte zu einer Zeit, als sich viele Gelehrte lieber in fruchtlosen philosophischen Spekulationen über die höchste Wahrheit ergingen, als die grundlegenden Prinzipien echter Religiosität praktisch einzuhalten. Buddha wirkte dieser Tendenz entgegen und riet den Menschen, sich zunächst einmal moralisch zu vervollkommnen, anstatt über den Sinn des Lebens nur zu spekulieren. Ein grundlegendes buddhistisches Gebot ist „Ahimsa", Gewaltlosigkeit gegenüber allen Kreaturen. Ausgehend vom Reinkarnationsgedanken wird auch im Buddhismus das Tier als geistiges Wesen angesehen, lediglich eingebunden in eine andere Körperhülle. Selbstverständlich war auch Gautama Buddha Vegetarier und wies seine Schüler an, ebenfalls vegetarisch zu leben.

Die geschichtlichen Aufzeichnungen über das Leben Buddhas enthalten eine Fülle von Begebenheiten, die seine Liebe zu den Tieren zum Ausdruck bringt. Es wird berichtet, daß er niemals duldete, wenn auch „nur" ein Insekt getötet wurde. Buddha wörtlich: „Die Wesen mögen alle glücklich leben, und keinen möge ein Übel treffen! Möge unser ganzes Leben Hilfe sein an anderen!" [29]

Die erste der fünf Grundtugenden oder Silas, die Buddha empfahl, lautete: „Ein jedes Wesen scheuet Qual, und jedem ist sein Leben lieb. Erkenne dich selbst in jedem Sein und quäle nicht und töte nicht." [31]

Die anderen Tugendgebote des Buddhismus sind: nicht stehlen, nicht ausschweifen, nicht lügen, sich nicht berauschen. Diese Tugenden schaffen die Grundlage für das Erreichen des höchsten Zieles im Buddhismus, des Nirwana. Dieser Begriff wird oft mit Auflösung der eigenen Existenz gleichgesetzt, was jedoch nicht seiner eigentlichen Bedeutung entspricht. Wörtlich heißt Nirwana „das Verlöschen", womit das völlige Freisein von Zorn, Ängsten, Begierde etc. gemeint ist, was zu einer unbeschreiblichen Freiheit und Glückseligkeit führt. Ein Mensch, der dieses Ziel erreicht hat, wird dann zum freiwilligen Helfer der Schöpfung. Da er keine persönlichen Wünsche mehr hat und trotzdem völlig zufrieden ist, kann er ein Boddhisattva werden und seine ganze Kraft in den Dienst anderer stellen.

▪ Der Hinduismus

Der Hinduismus ist ein Sammelbegriff für die vielen religiösen Strömungen Indiens, die aus den Lehren der Tausende von Jahren alten vedischen Schriften entstanden sind.

Für den Europäer mag der Hinduismus zunächst wie eine wirre Vielzahl von Religionen erscheinen, in der Tausende von Göttern verehrt werden. Aber die Hindus glauben letzten Endes wie die Christen an einen Gott, die vielen „Götter" sind nur die personifizierten Aspekte des Schöpfers. Sie sollen es dem Gläubigen erleichtern, Hingabe zu entwickeln. In ihrer Essenz besteht zwischen dem Christentum und dem Hinduismus völlige Übereinstimmung.[39] In allen hinduistischen Glaubensströmungen wird der Wesenskern eines jeden Lebewesens als unsterbliche Seele angesehen. Dadurch sind alle Formen des Lebens wertvoll und sollen gleichermaßen respektiert werden. Alle religiösen Lehren Indiens beinhalten das Gebot, keinem Tier unnötig das Leben zu nehmen. Die großen geistigen Lehrer Indiens ernährten sich alle vegetarisch, und bis heute ist Indien das Land mit den meisten Vegetariern. In den Zeiten der vedischen Hochkultur vor ca. 5.000 Jahren war die vegetarische Lebensweise so selbstverständlich, daß es für Vegetarier gar keinen sprachlichen Ausdruck gab. Dagegen gab es etliche Bezeichnungen für Fleischesser (mleccha, yavvanna u.a.), die gleichzeitig als Synonyme für Menschen mit niederer Gesinnung benutzt wurden.

Die „Hindu-Bibel", die Bhagavadgita, lehrt unter anderem ein Leben in Harmonie mit allen Lebewesen, reine Ernährung und allumfassende Liebe. Das höchste Ziel der geistigen Entwicklung des Menschen besteht den vedischen Lehren zufolge in der direkten Wahrnehmung Gottes (Samadhi). In diesem Zustand nimmt man den Gottesfunken in allen Lebewesen wahr und empfindet so automatisch unbegrenzte Liebe zu ihnen.

Doch für dieses hohe Ziel ist ein tugendhaftes Leben wesentliche Voraussetzung. Jede unnötige Verletzung eines Tieres und auch die indirekte Beteiligung daran, wie das Essen von Fleisch, wird im hinduistischen Gedankengut als eine grobe Verletzung der Lebensgesetze angesehen.

Ein Mensch, der die hohen Ideale des Hinduismus in diesem Jahrhundert beispielhaft vorgelebt hat, war Mahatma Gandhi. Über die Bedeutung des Tierschutzes sagte er einmal: „Die Größe einer Nation kann man nicht daran ermessen, wieviel sie besitzt, sondern wie sie ihre Tiere behandelt."

9
DIE EINHEIT DES LEBENS IST DIE ZUKUNFT DES LEBENS

„Ehrfurcht vor dem Leben bedeutet Abscheu vor dem Töten."

ALBERT SCHWEITZER

„Ich habe Angst um die menschliche Rasse, wenn ich daran denke, daß Gott gerecht ist."

THOMAS JEFFERSON

Als ich begann, mich für die weitreichenden Auswirkungen unserer Ernährung zu interessieren, war ich elf Jahre alt. Lange Zeit glaubte ich, mit meinen im Laufe der Zeit gewonnenen neuen Ansichten alleine dazustehen. Es war daher sehr erfreulich herauszufinden, daß ich mich in bester Gesellschaft befinde. Zu den bekannten Vegetariern der Menschheitsgeschichte gehörten unter anderem Sokrates, Plato, Aristoteles, Hippokrates, Pythagoras, Thales von Milet, Senecca, Plutarch, Jesus, Buddha, Mohammed, Laotse, Konfuzius, Leonardo da Vinci, Percy Shelley, Nietzsche, Schopenhauer, Hegel, Tolstoi, George Bernard Shaw, Charles Darwin, Isaac Newton, Thomas Alva Edison, Alexander von Humboldt, Sven Hedin, Christian Morgenstern, Emerson, Thoreau, Albert Einstein, Albert Schweitzer, Mahatma Gandhi, Mutter Theresa.

Diese großen Persönlichkeiten erkannten die tiefgreifenden Zusammenhänge zwischen der Wahl unserer Nahrung und dem Wohl der Schöpfung. Sie zogen ihre Konsequenzen, weil sie sehr genau wußten, daß eine humane Gesellschaft nicht auf einer inhumanen Behandlung der Tiere aufbauen kann. Leo Tolstoi äußerte sich diesbezüglich einmal so: „Solange es Schlachthäuser gibt, wird es auch Schlachtfelder geben." [32]

Die Erkenntnis von der Einheit des Lebens wird mitbestimmend für die Zukunft des Menschen sein. Frieden, soziale Gerechtigkeit und ausreichende Deckung der Lebensbedürfnisse aller Menschen sind Ziele, deren Verwirklichung die Achtung des Lebens im allgemeinen voraussetzt. Wir können heute damit beginnen, durch gerechtes Handeln, harmonische Gedanken und durch die Auswahl unserer Nahrung in dieser Richtung positive Schritte zu unternehmen. Es ist jedoch bestimmt nicht sinnvoll, mit dogmatischen Forderungen andere Menschen zu unserer Ansicht bekehren zu wollen. Jeder Mensch hat einen freien Willen, den er aus eigener Motivation gebrauchen sollte. Aggressives Missionierungs-Gebaren hat noch nie die Probleme dieser Welt lösen können. In diesem Zusammenhang gibt es eine tiefsinnige Anekdote über den berühmten Evangelisten Billy Sunday, der zeitlebens mit aller Macht seine Mitmenschen zum Christentum bekehren wollte. Als Billy Sunday starb, so heißt es, habe ihm Petrus den Eingang in den Himmel verwehrt. „Was hast du in deinem Erdenleben getan", fragte Petrus, „um den Menschen zu dienen?" „Wie bitte? Was ist mit all den Sündern, die ich bekehrt und hierher geschickt habe?" „Du magst sie hierher geschickt haben", antwortete Petrus, „aber es ist keiner hier angekommen."

Die Ehrfurcht vor dem Wunderwerk der Schöpfung kann sicher ebensowenig erzwungen werden wie das Bekenntnis zu einer Konfession. Die einzige Art, die Welt zum Guten zu ändern, besteht darin, sich selbst so zu wandeln, bis unsere Gesundheit, Lebensfreude und innere Harmonie so ansteckend wirken, daß Erklärungen nicht mehr notwendig sind. Nicht Staatsoberhäupter, sondern Menschen wie Sie und ich sind es, die der Welt von morgen ihr Gesicht geben. Mit jedem Ausdruck unseres Strebens nach einer höheren Form von Freude, die alle Lebewesen mit einbezieht, sorgen wir dafür, daß dieses Gesicht ein freundliches wird.

Bauen wir unser Leben auf der Erkenntnis von der Einheit allen Lebens auf, so können wir unendlich viel gewinnen. Es gibt aber auch einige Schwierigkeiten, die mit einer solchen Lebensweise verbunden sind, z.B. das Unverständnis mancher Mitmenschen. Dies erfuhr auch der bekannte englische Schriftsteller George Bernard Shaw, der sich seit seiner Jugend vegetarisch ernährte. Er wurde unter anderem wegen seiner Ernährung von seinen Zeitgenossen oft als verrückt bezeichnet. Sein Kommentar dazu: „Wir brauchen dringend ein paar Verrückte. Seht nur, wohin uns die Normalen gebracht haben!"

TEIL 2

Ein neues Gesundheitskonzept

1
EIN NEUES GESUNDHEITSKONZEPT IST NOTWENDIG

Im 20. Jahrhundert haben sich alle Bereiche des Lebens in einem atemberaubenden Tempo verändert. So auch die Medizin. Die meisten Ärzte wie auch ihre Patienten glauben fest an den Segen des medizinischen Fortschritts. Schließlich werden die Menschen immer älter, und das kann ja nur auf den Fortschritt in der Medizin zurückzuführen sein.

Wirklich? Wenn heute ein Mensch 85 Jahre alt wird und dadurch die statistische Lebenserwartung erhöht, wurde er ja auch schon vor 85 Jahren geboren. In den Genuß der neuesten medizinischen Errungenschaften kam er also erst, als er schon ein beträchtliches Alter erreicht hatte. Gerade aber die hohe Kindersterblichkeit war es, die in früheren Zeiten die Lebenserwartung stark senkte. Verbesserungen in diesem Bereich sind im Wesentlichen auf bessere Hygienemaßnahmen zurückzuführen. Ein Beispiel hierfür ist die Ausrottung des Kindbettfiebers durch Ignaz Semmelweiß, der als erster die Bedeutung der Hygiene bei der Geburt erkannt hatte. Dies hat aber nichts mit medizinischem Fortschritt im Sinne von Heilung zu tun.

Im übrigen stieg die Lebenserwartung nur in Gebieten, in denen vor der industriellen Revolution ständig im kleinen Kreis geheiratet, d.h. Inzucht betrieben wurde.[1] Kulturkreise, in denen die Inzucht aus religiösen oder sozialen Gründen nicht gestattet war, haben trotz aller medizinischen Neuerungen keine signifikanten Änderungen in der Lebenserwartung aufzuweisen.

Auch die Ausrottung der großen Seuchen, die über lange Zeiträume zu den häufigsten Todesursachen gehörten, ist in erster Linie auf die bessere Hygiene, nicht auf medizinische Fortschritte zurückzuführen. [2] Darüber hinaus ist es ja wohl nicht nur bedeutsam, wie alt wir werden, sondern vor allem, wie wir alt werden. Unsere Gesundheit ist für die Lebensqualität erheblich wichtiger als das erreichbare Alter in Jahren. Was nun die Gesundheit betrifft, so sieht aber die Entwicklung der vergangenen Jahrzehnte in den Industrienationen gar nicht gut aus. Die chronischen Zivilisationskrankheiten breiten sich immer mehr aus. Zu diesen gehören z.b.: Herz-Kreislaufkrankheiten, rheumatische Krankheiten, Allergien, Neurodermitis, Multiple Sklerose, Nieren- und Gallensteine, Magengeschwüre, Zöliakie, Morbus Chron, Osteoporose, Alzheimer, Parkinson, Karies, Parodontose, Diabetes, Hypoglykämie und viele andere.

Besonders erschreckend ist in diesem Zusammenhang die Tatsache, daß die Opfer der Zivilisationskrankheiten immer jünger werden. In Deutschland beispielsweise leiden derzeit etwa zwei Millionen Kinder an Neurodermitis.

Rund 40% der Mortalität in Westeuropa gehen auf das Konto von Herz-Kreislaufkrankheiten, über 20% auf das von Krebserkrankungen. Doch selbst wenn alle Menschen an Altersschwäche sterben würden, wären die vielen degenerativen Gesundheitsstörungen ein Grund, nach den Ursachen dieser Entwicklung zu fragen.

■ Verwirrung über wahre Krankheitsursachen

Am Beispiel der Allergien ist die allgemeine Verwechslung von Krankheitsursachen und den Auslösern der Symptome einer Krankheit gut zu veranschaulichen. Gegen Ende der sechziger Jahre litt in Deutschland etwa 1% der Bevölkerung an einer Allergie. Zu Beginn der neunziger Jahre waren es bereits 20%, Tendenz steigend. Ähnliche Zunahmen der Allergien sind überall in Europa und Nordamerika zu verzeichnen. Als Ursache für eine Allergie werden von den Ärzten immer wieder die allergieauslösenden Substanzen genannt. Wenn also jemand an Pollenallergie leidet, so sind Pollen schuld. Wäre dem tatsächlich so, dann ist es zumindest sehr verwunderlich, daß früher so wenige Menschen an Allergien litten. Seit es den Menschen gibt, hatte er Kontakt mit Pollen, mit Tieren, mit Nüssen und Erdbeeren, und nun auf einmal sollen diese Dinge Krankheiten erzeugen? Natürlich lösen sie eine krankhafte Reaktion des Immunsystems aus, aber warum reagiert dieses Immunsystem so? Nie zuvor gab es eine derartige Häufigkeit von allergischen Reaktionen auf ganz natürliche Bestandteile unseres Lebens. Es ist ganz offensichtlich, daß es tiefer liegende Ursachen für die sprunghafte Zunahme von Allergien geben muß als die symptomauslösenden Substanzen. [3]

Bei Herz-Kreislaufkrankheiten wird von medizinischer Seite oftmals auf überhöhten Blutdruck als Risikofaktor hingewiesen. Dies ist zwar oberflächlich betrachtet richtig, aber ein Bluthochdruck ist bereits ein Symptom eines kranken Organismus. Mit Blutdruckmedikamenten schaltet man nur ein wichtiges Warnsignal des Körpers aus und täuscht so eine falsche Sicherheit vor. Bevor nicht die wahren Ursachen des Bluthochdrucks abgestellt werden, kann auch das Herzinfarktrisiko nicht gesenkt werden.

Im Prinzip trifft diese Problematik auf alle Zivilisationskrankheiten zu, die durch geistige und körperliche Faktoren in der Lebensführung verursacht werden. Symptomunterdrückung anstelle von ursächlicher Heilbehandlung ist leider die Regel. Seit Jahren kann man so gut wie jede Woche neue Sensationsmeldungen in der Presse verfolgen, in denen der bald bevorstehende endgültige Sieg über Krebs, Rheuma oder Herzinfarkt angekündigt wird. Solange aber im wesentlichen die Symptome der Krankheiten behandelt werden, können diese angeblichen Wundertaten nicht vollbracht werden.

■ Eigenverantwortung für die Gesundheit

Bei näherer Betrachtung unserer modernen Medizin muß man also feststellen, daß sie bei der Bekämpfung der Zivilisationskrankheiten bisher nicht den von allen gewünschten Erfolg hatte. Dies soll aber keine einseitige Schuldzuweisung an die Ärzte sein. Die Mediziner von heute sind in eine Rolle gedrängt worden, die unserem Wunsch nach Konsum und Genuß entspricht und nicht den Naturgesetzen. Wir wollen alles genießen, was das Leben zu bieten hat, und wenn der Körper unter diesem Genuß zusammenbricht, soll der Arzt ihn wieder reparieren - aber möglichst ohne Einschränkung unseres Lebensstils. Unsere Gesundheit ist jedoch ein Produkt der Natur und nicht unseres Wunschdenkens. Wenn wir ständig gegen die Naturgesetze verstoßen, werden wir eines Tages die Folgen dafür tragen müssen. Fehlt bei Ausbruch einer ernsthaften Krankheit immer noch die Bereitschaft zur Veränderung des Lebensstils, können wir von keinem Arzt der Welt ein Wunder erwarten.

Sicherlich gibt es auch große Wissenslücken bei den Ärzten, die in ihrem Studium z.B. nichts über Ernährung lernen. Aber selbst wenn von allen Ärzten vor einer schlechten Gewohnheit wie dem Rauchen gewarnt wird, rauchen trotzdem Millionen Menschen unbekümmert weiter. Krankheiten vorzubeugen liegt im wesentlichen in der Eigenverantwortung eines jeden Menschen, denn jeder ist für seinen Lebensstil selbst verantwortlich. Auch bei der Heilung von Krankheiten ist die aktive Mitarbeit des Patienten von größter Bedeutung, sonst kann der beste Arzt nicht viel ausrichten. Wenn wir jedoch die Eigenverantwortung für unsere Gesundheit, gepaart mit dem nötigen Wissen, übernehmen, so sind der Fähigkeit unseres Körpers, gesund zu werden und zu bleiben, kaum noch Grenzen gesetzt.

2
Krankheit ist keine Laune der Natur

Da nur sehr wenige Menschen nie krank sind, um schließlich im hohen Alter friedlich zu sterben, wird Krankheit als etwas durchaus Normales betrachtet. Krank zu sein gehört für die Menschen ebenso zum Leben wie der Tod. So entsteht der Eindruck, die Natur sei an sich fehlerhaft und Störungen im Leben seien völlig normal. Ein einfacher Vergleich zwischen dem Menschen und Tieren in der freien Wildbahn zeigt aber deutlich, daß es keine Krankheiten aufgrund von schicksalhaften Launen der Natur geben kann.

Kein wildlebendes Tier bekommt irgendeine der unzähligen Krankheiten, von denen der Mensch befallen wird. Lediglich bei einer zu starken Vermehrung einer Art in einem Lebensraum kommt es zu Infektionskrankheiten oder Degenerationserscheinungen, die eine Dezimierung der betreffenden Art bewirken. Fünf tödliche Krankheiten sind bei wildlebenden Säugetieren bekannt, über 250 sind es beim Menschen - einmal abgesehen von ca. 30.000 Krankheiten, die nicht unmittelbar tödlich sind. In den EG-Ländern sind über 85 % der Sterblichkeit auf Zivilisationskrankheiten zurückzuführen, weniger als 8 % auf Altersschwäche. Bei unseren nächsten Verwandten im Tierreich, den Menschenaffen, beträgt die Todesrate durch Zivilisationskrankheiten 0 %, durch Altersschwäche 98 %. Rund 35 % der Westeuropäer sind übergewichtig, im Tierreich gibt es kein Übergewicht. Weniger als 1 % der Mitteleuropäer werden nie in ihrem Leben von Karies befallen. Bei in Freiheit lebenden Tieren existiert Karies überhaupt nicht.

Wildlebende Säugetiere erreichen ein Lebensalter, das der fünf- bis siebenfachen Wachstumsperiode entspricht. Auf den Menschen übertragen würde dies bei einer Wachstumsdauer von 18-20 Jahren ein Lebensalter von 90-140 Jahren bedeuten. Dies ist aber beim modernen Menschen eher die Ausnahme. Wenn tatsächlich jemand einmal seinen 100. Geburtstag erlebt, so ist dies meistens Anlaß genug für einen Artikel im Lokalteil der Zeitung.

Es wird gegen solche Vergleiche oft der Einwand erhoben, daß wir eben keine Tiere seien. Doch unsere körperliche Verwandtschaft mit den Tieren ist so stark, daß diese Vergleiche voll und ganz berechtigt sind. Mit einem Gorilla oder einem Schimpansen stimmen wir genetisch zu über 99 % überein. Im übrigen können wir durch Beobachtungen an den vom Menschen gehaltenen Tieren erkennen, daß Krankheit wirklich nichts mit Launen der Natur zu tun hat. Sobald nämlich durch Eingriffe des Menschen die natürliche Lebensweise von Tieren beeinträchtigt wird, entstehen genau die gleichen Krankheiten, wie sie auch beim

Menschen auftreten. Dies gilt vor allem für den Ernährungsbereich. Wildlebende Tiere nehmen ihre Nahrung immer in dem Zustand zu sich, den die Natur produziert hat. Sobald sie die vom Menschen verarbeitete Nahrung essen, bekommen sie wie der Mensch Übergewicht, Zahnausfall, Gallensteine, Diabetes, Rheuma etc. Unsere lieben Haustiere leiden an denselben Krankheiten wie ihre Besitzer, während ihre wildlebenden Artgenossen völlig davon verschont bleiben. Gorillas wiegen z.B. in freier Wildbahn bis zu 140 Kilogramm. Im Zoo, wo sie mit unnatürlichen Nahrungsmitteln gefüttert werden, können sie bis zu 320 Kilogramm auf die Waage bringen.

Die Natur produziert gesundes Leben, Krankheiten sind ausschließlich eine menschliche Errungenschaft. Sobald der Mensch durch sein Eingreifen gegen die Naturgesetze verstößt, kommt es zu Krankheiten, bei Menschen wie bei Tieren.

Tiere in freier Wildbahn haben gar keine Möglichkeit, gegen die Naturgesetze zu verstoßen, weil dies ihrem Aussterben gleichkäme. Der Mensch dagegen hat aufgrund besonderer Fähigkeiten die Möglichkeit zu solchen Verstößen, und davon macht er mehr Gebrauch, als es für seine Gesundheit gut ist.

■ Gesundheit ist der Normalzustand

Um wieder zu einem Leben ohne Krankheit zurückkehren zu können, müssen wir uns von der Vorstellung lösen, Krankheiten seien Normalzustände. Wie wir an Tieren in der freien Wildbahn sehen können, ist Gesundheit eine Selbstverständlichkeit. Wie sonst hätte sich das Leben auf der Erde über Milliarden von Jahren und in unzähligen Formen entfalten können?

Wie ist es nun erreichbar, den von Natur aus vorgesehenen gesunden Normalzustand wieder zu verwirklichen?

Vier grundlegende Maßnahmen sind für unser Überleben notwendig: Atmen, Schlafen, Zufuhr von Flüssigkeit und Zufuhr von Nahrung. Bei allen ist auch die Qualität von großer Bedeutung. Wenn wir schlechte

Luft atmen, schadet dies unserer Gesundheit. Wenn wir schlecht schlafen, macht sich dies unangenehm bemerkbar. Die Qualität unseres Trinkwassers ist ebenfalls wichtig. Diese Punkte wird wohl jeder Mensch und auch jeder Arzt einsehen. Bei der Ernährung aber, der vierten lebensnotwendigen Maßnahme, glauben immer noch viele Ärzte und auch Laien nicht, daß die Qualität von großer Wichtigkeit für die Gesundheit ist. Sehr oft bekommen Patienten mit ernährungsbedingten Krankheiten vom Arzt zu hören, sie könnten essen, was sie wollen, das habe mit ihrer Krankheit nichts zu tun.

Im Medizinstudium gibt es leider keine Ausbildung über Ernährung, weshalb ein interessierter, gut informierter Laie über die Ursachen ernährungsbedingter Krankheiten oft mehr weiß als ein Arzt.[4] Man muß sich nur einmal die übliche Krankenhauskost ansehen, dann entdeckt man eine ganz neue Bedeutung in dem Begriff Krankenhaus...

Auch hier können wir vom Tierreich lernen. Ein Tier kann noch so viel Liebe und gute Lebensbedingungen bekommen, wenn seine Ernährung nicht artgerecht und naturbelassen ist, leidet seine Gesundheit. Bei den vom Menschen gefütterten Tieren kann man alle Zivilisationskrankheiten finden, die der Mensch selbst auch hat: Es gibt übergewichtige Hunde, diabeteskranke Katzen, Kanarienvögel mit Herzfehlern, krebskranke Goldhamster etc. Die wildlebenden Artgenossen unserer Haustiere jedoch, denen Dosen- und Tütenfutter unbekannt sind, leiden nie an solchen Krankheiten.

Aber nicht nur im Tierreich ist ungetrübte Gesundheit möglich. Es gibt bis heute Naturvölker, die durch eine gesunde Lebensführung eine Lebenserwartung von ca. 100 Jahren erreichen und denen Zivilisationskrankheiten unbekannt sind. Zu diesen Völkern gehören unter anderem die Quiche-Indios, die Vilcabambanen, die Hopi-Indianer, die Papua, sowie weite Bevölkerungsteile Chinas und Mexikos.[5,6]

Sobald die ernährungstechnischen Errungenschaften der westlichen Welt, wie Zucker, große Mengen an tierischer Nahrung, Konserven etc. bei diesen Völkern Einzug halten, geht es auch mit ihrer Gesundheit rapide bergab. So sind bereits Teile des legendären Hunzavolkes, das laut

Aussage aller westlichen Besucher früher keine Krankheit kannte, seit 1975 durch zivilisatorische Ernährungseinflüsse deutlich zu Schaden gekommen. [7]

Wir können also auch von menschlichen Populationen lernen, daß die Natur gesundes Leben produziert, wenn ihre Gesetze nicht übertreten werden. Das Versagen von Organfunktionen, plötzlich auftretende Fehler im Stoffwechsel, dies sind keine Krankheitsursachen an sich. Jede Fehlfunktion in unserem Organismus setzt eine Übertretung der Naturgesetze voraus. Dies gilt auch für angeborene Defekte, denn die Lebensweise der Eltern hat einen erheblichen Einfluß auf die Gesundheit des Kindes, und zwar schon vor der Empfängnis.

3
Die mechanistische Lebensauffassung

Wer heutzutage mit Beschwerden zum Arzt geht, wird zumeist gründlich untersucht. Blutdruck, Puls, Blutwerte, Leberwerte, Harnwerte und vieles andere kann gemessen werden. Mit Abtasten, mechanischen Schmerztests, Röntgenaufnahmen und Computertomographien versucht man, die Ursachen für Gesundheitsstörungen zu finden. Sicher können diese Diagnoseverfahren bei richtiger Anwendung sehr hilfreich sein. Sie spiegeln aber ein Hauptproblem der modernen Medizin wider: den Glauben, allen Funktionen und Fehlfunktionen im Organismus mit analytischen Methoden auf die Spur kommen zu können.

Dieser Glaube nahm seinen Anfang im ausgehenden 18. Jahrhundert, als die Naturwissenschaft das herrschende Weltbild revolutionierte. Bis zu jener Zeit schrieb die Kirche den Menschen Dogmen vor, die diese zu glauben hatten. Wer sich dem aufgezwungenen Weltbild, welches der Kirche ihre Machtposition sicherte, widersetzte, wurde, wie etwa Galileo oder Giordano Bruno, kurzerhand zum Schweigen gebracht.

Vergegenwärtigt man sich diese Situation, so ist die damals aufgekommene Begeisterung für naturwissenschaftliche Erkenntnisse leicht nachzuvollziehen. Sie wurden durch Experimente und exakte Berechnungen gewonnen und waren frei von allem mystischen Beiwerk. Die messende und analysierende Wissenschaft befreite das menschliche Denken aus dem Würgegriff kirchenpolitischer Dogmatik.

Im Überschwang der Begeisterung gingen einige prominente Naturwissenschaftler so weit, daß sie forderten, exakte Analysen als alleinige Wissensquelle für alle Bereiche der Naturwissenschaft und auch der Medizin gelten zu lassen. In dieser Zeit entstand, vor allem durch die Postulate des Chemikers Lavoisier, die These, nach der das Leben nichts weiter sei als ein großer Komplex chemischer Funktionen. Das Lebewesen wurde zur Maschine degradiert. Unterstützt wurden diese Ansichten durch Philosophen wie Descartes, die das physische Leben ebenfalls als einen Mechanismus betrachteten, der völlig getrennt vom Geist existiert.

1847 trafen sich in Berlin vier renommierte Wissenschaftler, Helmholtz, Dubois-Reymond, Ludwig und Brucke, und erklärten, daß die Gesetze der Chemie alle Vorgänge im menschlichen Organismus erklären können. Damit wurden Lavoisiers Thesen zum Grundstein der medizinischen Forschung für die kommenden Generationen, woran sich innerhalb der Schulmedizin bis heute wenig geändert hat. Im gleichen Zeitraum hat interessanterweise die Physik, die ja die grundlegende Wissenschaft bei der Erforschung der Naturgesetze ist, eine ganz andere Entwicklung durchlaufen.

Während sie auf einer rein mechanistisch-materialistischen Basis begann, hat die Physik im 20. Jahrhundert Erkenntnisse gewonnen, die mit anderen Formulierungen die gleichen Schlußfolgerungen hervorbringen wie die ganzheitlichen Weltanschauungen der Geisteswissenschaften.

Physiker wie Einstein, Heisenberg, Planck, Bohr, Tesla, Bell, von Weizsäcker, Capra, Niebohr, Beardon und viele andere waren und sind der Überzeugung, daß die Erkenntnisse der Physik zu ganzheitlichen Auffassungen vom Universum führen, die den geisteswissenschaftlichen Erkenntnissen aller Kulturen entsprechen.

4
Die konventionelle Ernährungslehre

Die Entwicklung der Physiologie zu einer rein chemisch-analytischen Wissenschaft beeinflußte natürlich auch die Erforschung der Ernährung und deren Einfluß auf die Gesundheit. Seit Anbeginn der wissenschaftlichen Ernährungslehre wird versucht, auf chemisch-analytischem Wege zu ermitteln, was und wieviel der Mensch täglich essen sollte, um gesund zu bleiben. Aus der Sicht dieser Art von Ernährungswissenschaft ist eine Ernährungsform dann als gesund zu betrachten, wenn sie ein bestimmtes Kalorienmaß, die nötigen Mengen an Vitaminen, Mineralien, essentiellen Fettsäuren und Faserstoffen und möglichst geringe Quantitäten an gesättigten Fettsäuren und Cholesterin aufweist.

Tierisches Eiweiß wird bei konventionellen Ernährungswissenschaftlern in Europa immer noch als wertvoller angesehen als pflanzliches Eiweiß. In Amerika hat sich dies aber schon zum größten Teil geändert. Dennoch genießt auch in Europa die vegetarische Ernährung mittlerweile selbst in der konventionellen Ernährungslehre hohes Ansehen. Völliger Verzicht auf Tierprodukte, also auch auf Milchprodukte (Vegan-Ernährung), wird aber immer noch als riskant und mangelhaft betrachtet.

Eine wachsende Anzahl von Menschen sucht nun nach Alternativen zur konventionellen Ernährungslehre, aber auch zur mechanistischen Lebensauffassung allgemein. Die große Verbreitung von alternativen Ernährungsformen und Naturheilverfahren ist nur möglich, weil offensichtlich die alten Konzepte und Methoden die Menschen nicht richtig zufriedenstellen.

Nun können wir kaum erwarten, daß die Vertreter der mechanistisch-materialistischen Wissenschaften ihre eigenen Irrtümer bereitwillig eingestehen. Der Physiker Max Planck sagte einmal zu dieser Problematik: „Bevor sich neue Erkenntnisse in der Wissenschaft durchsetzen, müssen 50 Jahre vergehen, weil nicht nur die alten Thesen, sondern auch deren Vertreter aussterben müssen."

Daher sind wir aufgerufen, die Konzepte, die uns präsentiert werden, kritisch zu beleuchten, anstatt sie einfach zu übernehmen. Dies ist besonders wichtig im Bereich der Ernährung, die unsere Gesundheit, unsere Umwelt und die Zukunft des Lebens auf der Erde beeinflußt. Diese Dinge sind zu wertvoll, als daß man das Denken darüber immer nur den sogenannten Experten überlassen sollte.

5
Grenzen und Fehler der alten Konzepte

Die konventionelle Ernährungslehre und deren Grundlage, die mechanistisch-materialistische Lebensauffassung, weisen eine solche Menge von Fehlern, Widersprüchen und Beschränkungen auf, daß die Aufzählung derselben ganze Bücher füllen würde. Hier soll ein kurzer Überblick über einige markante Schwachpunkte der alten Konzepte genügen:

▪ Wieso funktioniert das Leben?

Die heutigen Anstrengungen, Krankheiten zu beseitigen, gleichen dem Versuch, einen Motor zu reparieren, ohne zu wissen, wie dieser funktioniert. Die Schulmedizin weiß sehr viel über Krankheiten und über den Aufbau des Körpers, aber sie weiß so gut wie nichts über Gesundheit. Die unzähligen Stoffwechselprozesse im menschlichen Organismus sind in ihrer Gesamtheit weitaus komplizierter als die komplizierteste Technologie, die der Mensch je erfunden hat. Warum dieses Wunderwerk funktioniert, kann die Schulmedizin bis heute nicht befriedigend erklären. Es ist zwar bekannt, daß die Informationen für den Stoffwechsel auf der DNS im Zellkern einer jeden Zelle gespeichert sind. Warum aber diese Informationen vom Organismus bis ins kleinste Detail praktisch umgesetzt werden, warum es dabei im Normalfall nie zu Störungen kommt, ist nach wie vor ein Rätsel in der konventionellen Wissenschaft.

Angesichts der ungeheuren Komplexizität des Stoffwechsels muß man zwingend Steuerungsmechanismen annehmen. Wie weit die Schulmedizin und die konventionelle Ernährungslehre von der Kenntnis dieser Steuerungsmechanismen entfernt sind, läßt sich an folgendem Beispiel veranschaulichen:

Angenommen, man würde keimfähige Körner, z.B. Weizen, chemisch analysieren, so würde man einen bestimmten Gehalt an Kohlenhydraten, Eiweiß, Fett, Wasser, Vitaminen, Mineralien und anderen Substanzen vorfinden. Setzt man nun den Weizen einer geringen Dosis radioaktiver Strahlen oder künstlicher Mikrowellen aus, so kann man bei anschließender nochmaliger Analyse feststellen, daß sich nichts geändert hat. Die Körner weisen den gleichen Gehalt an Kohlenhydraten, Wasser, Eiweiß, Fett, Vitaminen etc. auf wie unbestrahlte Körner.

Versucht man aber nun, den bestrahlten Weizen keimen zu lassen, so funktioniert dies nicht mehr.

Das bedeutet, daß die wesentliche Funktion eines Organismus, nämlich seine Lebendigkeit, verlorengehen kann, ohne daß sich seine chemische Zusammensetzung ändert. Es muß also Steuerungselemente der Lebensprozesse geben, die mit chemisch-analytischen Methoden nicht zu erfassen sind.

Wie soll aber eine Medizin bzw. Ernährungswissenschaft, die sich bei der Erforschung des Stoffwechsels ausschließlich auf chemische Analysen stützt, jemals die Ursachen für Störungen im Stoffwechsel finden, wenn sie mit diesen Methoden das Wichtigste am Stoffwechsel, seine Steuerung, nicht erfassen kann?

■ Die unerklärliche Gesundheit

In der alten Ernährungslehre wird nach wie vor großer Wert auf die Berechnung der notwendigen Nahrungskalorien gelegt. Nach den offiziell anerkannten Erkenntnissen benötigt der Mensch bei völliger körperlicher Untätigkeit rund 1.800 Kalorien täglich. Je aktiver ein Mensch ist, umso größer ist sein Kalorienbedarf. Wird die notwendige Kalorienmenge auf Dauer unterschritten, führt dies zu Gewichtsverlust, Schwäche und Tod. Regelmäßige Überschreitung der notwendigen Kalorienmenge führt zu Übergewicht.

Nun gibt es aber Völker, die nach diesen theoretischen Erkenntnissen schon längst ausgestorben sein müßten. In Ostafrika leben Nomadenstämme, deren Nahrung während der Sommermonate 10.000 - 15.000 Kalorien enthält, was nach der Kalorienlehre zu schwerstem Übergewicht und frühzeitigem Tod führen müßte. Die Angehörigen des besagten Nomadenvolkes sind aber ausnahmslos rank und schlank und erfreuen sich guter Gesundheit. [21,27]

Auch das andere Extrem, eine nach westlichen Maßstäben völlig unzureichende Kalorienversorgung, ist bei Naturvölkern zu finden, ohne daß diese darunter leiden. Die Tarahumara- und Quiche-Indios in Mexiko beispielsweise nehmen täglich nur etwa 1.500 Kalorien zu sich und ihre Nahrung enthält kein tierisches Eiweiß. Dabei sind diese Menschen alles andere als untätig. Wanderungen und Läufe von 100-300 Kilometern am Stück, oft mit schweren Lasten, sind für sie etwas Alltägliches.[5,9] Derartige Leistungen würden aber nach der Kalorienlehre 5.000-10.000 Kalorien täglich erfordern.

Der japanische Arzt Professor Kuratsune führte Anfang der fünfziger Jahre an sich und seiner Frau ein aufsehenerregendes Ernährungsexperiment durch, dessen Ergebnis mit den Konzepten der alten Ernährungslehre ebensowenig zu erklären ist wie die Leistungen der mexikanischen Indios. Unter der Aufsicht von Professor Mizushima nahm das Ehepaar Kuratsune in drei Perioden von 32, 81 und 120 Tagen täglich 700-1.000 Kalorien zu sich. Die Nahrung bestand aus rohem gemahlenem Vollreis, Rohgemüse, Obst und Meeralgen. Tierisches Eiweiß fehlte ebenso wie adäquate Kalorienmengen. Eigentlich hätte eine so einseitige Mangelkost zu schweren Mangelerscheinungen führen müssen, wenn die Dogmen der Kalorientheorie tatsächlich wahr sein sollten.

Professor Kuratsune ging in diesen Versuchszeiten seiner üblichen Laborarbeit nach, seine Frau versorgte wie immer den Haushalt und

- *Während eines einmonatigen Ärztestreiks in Israel, bei dem 85% weniger Patienten in Krankenhäusern versorgt wurden, sank die Sterblichkeitsrate um 50% auf den tiefsten Stand der israelischen Geschichte.*

- *In Bogota, Kolumbien, ging während eines 52tägigen Ärztestreiks die Sterblichkeit um 35% zurück. Als in Los Angeles in 17 Krankenhäusern gestreikt wurde, sank die Sterblichkeit um 18%.*

- *Die USA haben von allen Nationen der Welt die höchsten Ausgaben im Gesundheitswesen. Die durchschnittliche Lebenserwartung der US-Amerikaner nimmt in einem weltweiten Vergleich Platz 21 ein, weit hinter vielen Dritte-Welt-Ländern.*

- *In den USA kommen 452 Menschen auf einen Arzt. Die Lebenserwartung der schwarzen männlichen Bevölkerung beträgt 65,5 Jahre. In Jamaica, wo es nur einen Arzt für 7033 Einwohner gibt, beträgt die Lebenserwartung der Männer 69,2 Jahre.*

- *Die USA und Deutschland investieren mehr Geld in die Erforschung von Therapien gegen Herzinfarkt und Krebs als alle anderen Länder auf der Welt. 85% der Menschen in den USA und Deutschland sterben an Herzinfarkt und Krebs.*

(Quelle: „Das Europäische Medizin Journal", Nr.2/1, Mai/Juni 1993)

stillte außerdem ihr Baby. Beide fühlten sich überaus wohl, wiesen bei Untersuchungen keinerlei Mangelerscheinungen auf und ihre Bewegungen wurden „eigenartig leicht, schnell und geschickt". [5,10]

Im Zweiten Weltkrieg litten aber viele amerikanische Soldaten in japanischer Kriegsgefangenschaft unter schrecklichen Mangelerscheinungen, wobei sie wie die Kuratsunes Reis, Gemüse, etwas Obst und Algen mit ca. 1.000 Kalorien pro Tag bekamen. Der Unterschied war nur der, daß die Kost der Kriegsgefangenen gekocht wurde, während die

Kuratsunes ja alles roh aßen. Die gleichen Quantitäten an Nahrung können also ganz unterschiedliche Wirkungen haben, je nach ihrem Zustand. Bei naturbelassener Kost reichen geringste Mengen an Nahrung aus, die in gekochter Form schwere Schäden verursachen. Damit ist die Bedeutung der Kalorienlehre und die Berechnung des Kaloriengehaltes der Nahrung zumindest stark relativiert, denn die Qualität der Lebensmittel ist viel wichtiger als die kalorische Quantität.

■ Wir werden immer kränker

Sicherlich hat die Medizin in manchen Bereichen sehr große, segensreiche Fortschritte aufzuweisen, z.B. in der Chirurgie oder in der Diagnostik. Bei der Prophylaxe und Heilung von Zivilisationskrankheiten jedoch sind trotz aller Anstrengungen im schulmedizinischen Bereich keine wirklichen Fortschritte in Sicht. Zwar werden ständig Meldungen über neu entdeckte Wunderwaffen gegen Krebs, Rheuma etc. veröffentlicht, aber in der Praxis bleiben die Erfolge bisher aus. Symptombekämpfung anstelle von echter Heilbehandlung ist leider die Regel. Daran wird sich wohl kaum etwas ändern, solange das mechanistisch-materialistische Lebenskonzept Grundlage der medizinischen Forschung bleibt.

So leben wir in einer Zeit, in der die aufwendigsten Anstrengungen der Menschheitsgeschichte für unsere Gesundheit unternommen werden, aber gleichzeitig werden wir immer kränker. Alle chronischen und degenerativen Krankheiten wie Herz-Kreislauferkrankungen, Krebs, rheumatische Krankheiten, Allergien, Neurodermitis, Osteoporose, Multiple Sklerose, Erkrankungen der Nieren, Leber, Bauchspeicheldrüse und des Magendarmtrakts und viele andere breiten sich nach wie vor aus. Besonders erschreckend ist dabei die Tatsache, daß die Opfer solcher Krankheiten immer jünger werden. Krebs und Rheuma beispielsweise, zwei Krankheiten, die früher praktisch nur bei älteren Menschen auftraten, findet man immer häufiger bei Kindern, die jünger als zehn Jahre sind.

■ Unerklärliche Heilwirkungen

Die wachsende Unzufriedenheit vieler Menschen mit den Ergebnissen der Schulmedizin ist der Hauptgrund für die rasante Verbreitung von alternativen Heilverfahren. Da diese, wie z. B. die Homöopathie, mit den Denkmustern und Analysemustern der Schulmedizin nicht erklärbar sind, wurden sie noch bis vor kurzer Zeit von fast allen Ärzten vehement abgelehnt. Doch die Wirksamkeit dieser Heilverfahren überzeugt mehr als alle theoretischen Bedenken.

Mittlerweile rekrutiert sich ein Großteil der Absolventen von Homöopathie-Lehrgängen aus der Ärzteschaft. Leider muß sich offenbar die Ablehnungs- und Ignoranzphase bei jedem Heilverfahren der Alternativmedizin wiederholen. Homöopathie, anthroposophische Arzneien, Bach-Blüten, Orchideen-Essenzen, Aromatherapie, Akupunktur, Shiatsu, Farbtherapie, Reiki, Spagyrik etc. wirken auf feinstoffliche Kräfte im Organismus, die es im mechanistisch-materialistischen Weltbild gar nicht gibt. Die Wirksamkeit dieser Verfahren in der Hand eines guten Arztes oder Heilpraktikers ist aber in der Praxis leicht beweisbar. Die angeblichen Placebo-Effekte können wohl kaum als Erklärung ausreichen, da z.B. durch homöopathische Arzneien auch Tiere und Säuglinge gesund werden.[11] Außerdem haben die Homöopathen manche Heilmittel entdeckt, die seit langer Zeit auch von der Schulmedizin mit Erfolg eingesetzt werden, z.B. Nitroglycerin bei Angina Pectoris und metallisches Gold bei Rheuma.[12] Natürlich ist auch die Naturheilkunde nicht frei von Fehlern, und sicherlich gibt es auch in diesem Bereich unseriöse Therapeuten. Auch ist die pauschale Verurteilung der Schulmedizin nicht berechtigt. Es soll hier lediglich aufgezeigt werden, daß die Schulmedizin ihre Grenzen hat und die großen Möglichkeiten der Naturheilkunde mit ihren Konzepten nicht erklären kann. Ebenfalls ungeklärt ist der tiefgreifende Zusammenhang zwischen Psyche und Körper. Die Praxis läßt keinen Zweifel daran aufkommen, daß unser Gefühlsleben unsere Gesundheit sowohl positiv wie auch negativ sehr stark beeinflussen kann.[28] Daß Lachen gesund ist und an-

haltende Depressionen die Gesundheit in Mitleidenschaft ziehen, wird wohl niemand mehr bestreiten.
Natürlich gibt es gewisse meßbare Wirkungen der Psyche auf den Körper. Diese betreffen vor allem den Hormonhaushalt und das Herz-Kreislaufsystem. Doch das volle Spektrum der Psychosomatik kann mit diesen Zusammenhängen nicht erklärt werden. Außerdem bietet das mechanistisch-materialistische Weltbild keinerlei Erklärungsmöglichkeiten dafür, warum eine Gemütsregung Herz und Hormonhaushalt beeinflußt.

■ Der letzte Stand der Wissenschaft

Der Wirrwarr der sich z.T. erheblich widersprechenden Thesen der Schulmedizin und der alten Ernährungslehre entbehrt nicht unfreiwilliger Komik. Dies fängt schon bei Diagnosen an. Wenn man mit den gleichen Beschwerden fünf verschiedene Ärzte aufsucht, bekommt man nicht selten bis zu fünf verschiedene Diagnosen. Gleiches gilt leider auch für viele Heilpraktiker. [29]

Im Ernährungsbereich sind die Widersprüche der Experten so groß, daß die Verwirrung der Menschen, die sich für gesunde Ernährung interessieren, fast unvermeidbar ist. So empfehlen manche Ernährungsexperten, z.B. Dr. Atkins, der Mensch solle täglich 100-150 g Eiweiß essen, während Dr. Haas („Die Leistungsdiät") 35 g täglich für ausreichend hält. Sehr großer Beliebtheit erfreut sich auch die Formel 1 g Eiweiß pro kg Körpergewicht.

Aber andere Empfehlungen raten zu nur 0,5 g Eiweiß pro kg Körpergewicht täglich. Der tägliche Vitamin-C-Bedarf wird von der DGE (Deutsche Gesellschaft für Ernährung) in manchen ihrer Schriften mit 75 mg täglich angegeben. Die gleiche Gesellschaft empfiehlt aber in manchen Publikationen das Doppelte, also 150 mg Vitamin C pro Tag. Amerikanische Wissenschaftler empfehlen z.T. 500 mg Vitamin C täglich, Nobelpreisträger Linus Pauling rät sogar zu 15.000 mg pro Kopf und Tag. Viele Experten empfehlen mehrere kleine Mahlzeiten am Tag, manche empfehlen aber auch, auf das Frühstück oder auf das Abendessen zu verzichten. Die DGE hält Milch für einen sehr wichtigen Bestandteil der Ernährung, während amerikanische Gesundheitsbehörden wie z.B. die AHA (American Heart Association) dazu raten, den Milchkonsum stark zu reduzieren. Meistens empfiehlt die DGE Vollkornprodukte, aber in einer Veröffentlichung von 1992 warnt sie vor dem Trend zu Vollkornbrot, weil zuviel Vollkorn angeblich zu Mineralstoffmangel führen würde.

Das Chaos ist perfekt. Nicht einmal auf meinem Schreibtisch herrscht ein derartiges Durcheinander wie im Dschungel der Ernährungsempfehlungen - und das will wirklich etwas heißen. Alle diese Thesen, so beteuern deren Vertreter, entsprechen dem letzten Stand der Wissenschaft. An ihren Widersprüchen kann man unschwer erkennen, daß sich diese Art von Wissenschaft immer auf dem letzten Stand des Irrtums befindet.

Die Naturgesetze, die allein über Gesundheit und Krankheit entscheiden, dürften sich wohl kaum so schnell ändern wie die Ratschläge der Ernährungswissenschaft. Interessant ist in diesem Zusammenhang auch, daß bei über 60 % der in der Medizin verliehenen Nobelpreise die Erkenntnisse, die zur Verleihung des Nobelpreises führten, innerhalb von zehn Jahren nach der Nobelpreisverleihung eindeutig widerlegt wurden.

Gibt es denn nun Möglichkeiten, all diese ungeklärten Fragen einigermaßen befriedigend zu beantworten und die Fähigkeit des Einzelnen, seine Gesundheit zu fördern, zu erweitern? Es gibt sie schon, diese Möglichkeiten. Sie zu erfassen und zu nutzen erfordert aber einen gewissen Einsatz. Wir müssen bereit sein, unsere Denkmuster und unser Verhalten Erkenntnissen anzupassen, die wirklich dem Leben und nicht nur theoretischen Überlegungen entspringen.

Dann jedoch eröffnen sich ungeahnte Möglichkeiten der Entfaltung unseres ganzen Wesens, von Körper, Geist und Seele. In dieser Entfaltung wird Gesundheit zur Normalität, so wie es von Natur aus möglich und vorgesehen ist.

6
Die Nullpunkt-Energie, der Ursprung des Lebens

In allen alten Kulturen der Welt existiert das Konzept einer allgegenwärtigen, grenzenlosen Schöpfungsenergie, aus der die Materie und alle Lebensformen stammen. Die Erkenntnisse herausragender Wissenschaftler wie Albert Einstein, Nikolaj Tesla, Max Planck, Adam Trombley, Hans Niebohr, Phillip Callahan und andere bestätigen die Existenz der kosmischen Urenergie.[13] Im wissenschaftlichen Sprachgebrauch wird sie Nullpunkt-Energie genannt. ALLE MATERIE IST EINE VERDICHTUNG DIESER NULLPUNKT-ENERGIE.

Obwohl die Erforschung der Nullpunkt-Energie noch ein Randthema in der modernen Physik darstellt, sind die Beweise für die Existenz und die ungeheure Bedeutung dieser Energie so eindrücklich, daß sogar das amerikanische Verteidigungsministerium diese bestätigt und seit 1986 erforschen läßt.[14] Die Wissenschaft kann aber das Wesen der kosmischen Urkraft nur teilweise erfassen. Die Mystiker aller Religionen, welche die kosmische Energie in tiefer Versenkung bewußt wahrnehmen können, beschreiben sie übereinstimmend als intelligente, schöpferische Kraft, deren Wahrnehmung vollkommene Freude verleiht. Nicht umsonst wird die kosmische Energie im Christentum als heiliger Geist und in Indien in personifizierter Form als göttliche Mutter bezeichnet und verehrt. Die kosmische Energie ist nichts anderes als die schöpferische Kraft Gottes. Sie ist der Ursprung aller Erscheinungsweisen und Gegensätze wie männlich-weiblich, Licht-Dunkelheit, Elektrizität-Magnetismus, yin-yang, etc. Um ihre unendlichen Ausdrucksformen mit dem begrenzten Fassungsvermögen des menschlichen Gehirns besser erfassen zu können, wurden in allen geistigen Hochkulturen Modelle geschaffen, die ein gewisses Verständnis der Schöpfungsvielfalt und einen besseren Umgang mit ihr ermöglichen. Dazu gehören z.B. das Fünf-Elemente-System der alten Griechen und der Chinesen, das indische Tri-Dosha-System, der Lebensbaum der Essener, die Begriffe yin und yang, das indianische Medizinrad und vieles mehr. Alle diese

Systeme erklären einen Teil der manifestierten kosmischen Energie, aber ein volles Verständnis ist auf der intellektuellen Ebene nicht möglich. Erst das bewußte Wahrnehmen der kosmischen Energie, welches durch eine fortgeschrittene geistige Entwicklung und der damit verbundenen Grenzenlosigkeit des Bewußtseins möglich ist, kann dem Menschen volles Wissen über den Urgrund der Schöpfung geben.

■ Subtile Lebensenergien

Die kosmische Energie verdichtet sich in verschiedenen Abstufungen bis hin zur stärksten Verdichtung, der Materie. In dieser Abstufung gibt es einige übergeordnete Energieebenen, denen jeweils mehrere untergeordnete Ebenen zugehören. Die übergeordneten Abstufungen der Energieverdichtung sind für ein umfassendes Verständnis der Lebensprozesse und der Gesundheit wichtig, da der Mensch nicht nur einen physischen Körper, sondern auch drei subtile oder feinstoffliche Energiekörper besitzt, die einer dieser Energieebenen zuzuordnen sind.

Die höchste Energieebene (geringste Verdichtung von Energiepartikeln) ist die Kausalebene. Der Kausalkörper verleiht der menschlichen Seele - dem wahren Selbst jedes Menschen - das Bewußtsein von Individualität. Deshalb nannte Rudolf Steiner den Kausalkörper die Ich-Kraft des Menschen. Über den Kausalkörper ist der Mensch mit der Kausalebene verbunden. Aus ihr bezieht er schöpferische Intuition. Künstlerische Genies sind besonders empfänglich für die intuitiven Eingebungen des Kausalkörpers.

Die nächste Hauptstufe der Energieverdichtung ist die Astralebene. Der Astralkörper ist der Sitz unserer Gefühle und Gedanken.

Die nächste Stufe feinstofflicher Energie hat viele Namen. In der chinesischen Medizin heißt sie Chi, in Japan Ki, in Tibet Tumo, bei den Anhängern der hawaiianischen Huna-Religion nennt man sie Mana, in Indien Prana. Rudolf Steiner bezeichnet sie als Äther, Wilhelm Reich als Orgon-Energie, Reichenbach als Odkraft.

Oft wird der Ätherkörper des Menschen einfach als feinstofflicher

■ Die Organisation des Lebens

KOSMISCHE (NULLPUNKT-)ENERGIE
URSPRUNG ALLES GESCHAFFENEN

KAUSALEBENE EBENE DER INTUITION *Seele*	**KAUSALKÖRPER** TRÄGER DES INDIVIDU- ELLEN BEWUSSTSEINS UND DER HÖHEREN GEDANKEN
ASTRALEBENE	**ASTRALKÖRPER** SITZ DER GEFÜHLE UND GEWÖHNLICHEN GEDANKEN
ÄTHER ODER PRANA UNIVERSELLE FEINSTOFFLICHE KRAFT	**ÄTHERKÖRPER** REGULIERENDE KRAFT FÜR DIE KÖRPER- FUNKTIONEN

SOEF

SOEF FORMBILDENDES FEINSTOFFLICHES ENERGIEFELD

LM — *Zelle*

LM INFORMATIONSTRÄGER DES STOFFWECHSELS

MATERIE ORGANISCH UND ANORGANISCH

Körper bezeichnet, obwohl diese Bezeichnung auch auf Astral- und Kausalkörper zutreffen würde. Um keine unnötige Verwirrung aufkommen zu lassen, bleibe ich nachfolgend bei dem Begriff Ätherkörper.

Der Ätherkörper ist die Energiequelle für den physischen Körper. Er transformiert Energie aus Astral- und Kausalkörper in den Organismus und hat eine übergeordnete Steuerungsfunktion bei den physischen Lebensprozessen. Besonders beim Aufbau von Körpergewebe und bei der Verdauung der Nahrung spielen die ätherischen Energien eine wichtige Rolle. [16]

Die drei subtilen Energiekörper haben sieben kreisförmige, rotierende Energiezentren, die Chakras. Jedes Chakra hat eine besondere Funktion in der körperlichen und geistigen Entwicklung des Menschen. Neben den Chakras sind auch die Energiemeridiane und die Nadis (feinstoffliche Nerven) von Bedeutung, da sie für einen harmonischen Fluß der feinstofflichen Energien verantwortlich sind. Blockaden in den Energieströmen können viele Krankheiten in ihrer Entstehung begünstigen. Durch Aktivierung von Reflexpunkten, die an den Kreuzungspunkten der Nadis und Meridiane liegen, können solche Blockaden beseitigt werden. So erklärt sich die Wirkung entsprechender Heilverfahren wie Akupunktur, Akupressur, Vitaflex, Shiatsu usw.

7
Die SOEFs

Die Kenntnis von den feinstofflichen Energiekörpern hilft bereits, viele Fragen, die das mechanistisch-materialistische Lebenskonzept offen läßt, zu beantworten. Aber der Wirkungsmechanismus der subtilen Kräfte auf den physischen Körper bedarf noch einer weiteren Erklärung: Wie kann feinstoffliche Energie auf grobstoffliche Materie wirken?

Um diese Frage zu klären und die Kette von der kosmischen Energie zur Materie zu schließen, sind noch zwei weitere Glieder notwendig, eines im feinstofflichen (ätherischen) Bereich und eines auf der molekularen Ebene. Die feinstoffliche Energie des Ätherkörpers ist, insgesamt betrachtet, fast völlig formlos. Dennoch hat sie formbildende Wirkungen auf jede Zelle im physischen Körper. Dies ist nur möglich durch die Bildung geformter feinstofflicher Energiefelder, der SOEFs (subtile, organisierende Energiefelder). Dr. Gabriel Cousens gab diesen Feldern die Bezeichnung SOEF (auf Englisch *subtle organizing energy field*), mit der ihre Funktion sehr treffend beschrieben wird.[16] Das Konzept der SOEFs stimmt größtenteils mit dem überein, was Rupert Sheldrake als morphogenetische Felder bezeichnet.[17]

Durch die SOEFs kann feinstoffliche Energie zur Bildung physischer Formen verwendet werden. Die SOEFs transformieren sowohl Informationen aus dem Astral- und Kausalkörper in die Physis, als auch Energie aus der allgegenwärtigen ätherischen Energieebene, dem universellen Prana und der Nullpunkt-Energie. Je mehr Energie den SOEFs zur Verfügung steht, umso besser sind sie in der Lage, die körperlichen Prozesse zu steuern, d.h. die Ordnung im Organismus aufrecht zu erhalten.

Ein Lebensstil, der die SOEFs stärkt, wirkt gesundheitserhaltend und regenerierend, eine energieraubende Lebensweise führt zu mangelnder Steuerung der körperlichen Prozesse durch die SOEFs und damit zu Krankheit, Degeneration und frühzeitigem Altern.

Jedes Molekül hat sein eigenes SOEF, ebenso wie jede Zelle, deren SOEF sich aus zahllosen Molekül-SOEFs zusammensetzt. Die Zell-SOEFs ihrerseits bilden Organ-SOEFs. Die größeren Zell- und Organ-SOEFs sind aber mehr als nur die Summe der jeweils kleineren SOEFs, sie haben eine eigene Struktur und Eigendynamik.

Ein Teil des Einflusses der SOEFs auf den Körper ist auf eine direkte energetisierende und formbildende Wirkung zurückzuführen. Dies betrifft vor allem die Zellteilung, das Wachstum und die Assimilation der Nahrung.[18] Damit entsprechen die SOEFs den ätherischen Bildekräften in der Anthroposophie.

Die Steuerung des Zellstoffwechsels ist aber mit einer direkten Einflußnahme der SOEFs nicht befriedigend zu erklären. Hier greift ein weiteres Bindeglied zwischen Energie und Materie ein, welches für eine gesunde Ernährung von überragender Bedeutung ist.

Die Suche nach dem Lebenselexier

Wie bereits erläutert, kann ein Korn seine Keimfähigkeit durch Einflüsse verlieren, die nichts an seiner chemischen Zusammensetzung ändern. Bedient man sich aber nicht nur chemischer, sondern auch biophysikalischer Untersuchungsmethoden, so kann man sehr wohl einen Unterschied bei den unfruchtbaren Körnern feststellen.

Tote Zellen weisen im Gegensatz zu jeder lebendigen Zelle keinerlei Aktivität von Biophotonen auf. Biophotonen sind Lichtteilchen, die in lebenden Organismen als Informationsträger und Steuerungselement der Stoffwechselprozesse fungieren. Die Existenz und die herausragende Bedeutung der Biophotonen, ohne die kein körperliches Leben möglich ist, haben viele Wissenschaftler unabhängig voneinander beweisen können.[21] Die russischen Forscher Stschurin, Kasnatschej und Michailowa konnten nachweisen, daß alle Zellen über ein komplexes Nachrichtensystem verfügen, welches Photonen als Informationsträger verwendet.[19]

Professor Popp konnte ebenfalls nachweisen, daß die Photonenaktivität untrennbar mit dem Stoffwechsel einer Zelle zusammenhängt. Er weist auch auf die Bedeutung der Biophotonen in der Nahrung als einen wesentlichen Indikator für die Wertigkeit eines Lebensmittels hin.[20]

Damit hat die moderne Biophysik Dr. Bircher-Benner bestätigt, der lange vor der Existenz entsprechender Nachweismethoden dem Licht in der Nahrung eine besondere Bedeutung zugesprochen hat.

Wenn aber die Biophotonen als Informationsträger im Stoffwechsel arbeiten, muß ja auch ein System beziehungsweise eine Gruppe von Molekülen vorhanden sein, die diese Biophotonen aussendet und aufnimmt und die übertragenen Informationen verarbeitet. Außerdem erklärt die Existenz der Biophotonen noch nicht, warum ihre Aktivität z. B. durch Radioaktivität zum Erliegen gebracht werden kann und die Zelle dann stirbt.

Es muß also Stoffe geben, die den Stoffwechsel mit Hilfe der Biophotonen regulieren.

Die Existenz von solchen übergeordneten Vitalstoffen, die für den Organismus noch wichtiger sind als Vitamine oder Mineralstoffe, wurde bereits von Professor Kollath, dem Begründer der Vollwertkost, angenommen. Kollath und andere Wissenschaftler, die aus ihren Forschungen schlossen, daß es eine Form von übergeordneten Vitalstoffen geben muß, konnten diese aber noch nicht näher identifizieren und bezeichneten sie als Auxone.

8

DIE LEBENDEN MAKROMOLEKÜLE, DER SCHLÜSSEL ZUM LEBEN

Mittlerweile ist aber geklärt, was sich hinter den Auxonen verbirgt. Es handelt sich um Moleküle, die durch eine besondere Vorrichtung (Photonenhohlraumresonator) gezielt Biophotonen aussenden können.[22,23,24] Ostertag gab diesen besonderen Molekülen den Namen lebende Makromoleküle, abgekürzt LM.[21] Ich habe diesen Begriff übernommen, da er recht passend diese wichtigsten aller Vitalstoffe charakterisiert.

DIE LM STEUERN MITTELS EINES GEZIELTEN AUSTAUSCHS VON BIOPHOTONEN (PHOTONENRESONANZ) SÄMTLICHE STOFFWECHSELPROZESSE IN LEBENDEN ZELLEN.[21]

Sie sind daher unentbehrlich für das Leben und die Gesundheit jeder Zelle und damit eines jeden lebenden Organismus. Die LM sind die Brücke zwischen Energie und Materie, zwischen der steuernden Kraft der SOEFs und den im Stoffwechsel aktiven Substanzen.

Zu den LM gehören unter anderem die DNS, RNS, Viren und Viroide, Chlorophyll, Hämoglobin und ein Großteil der bekannten Enzyme. Die Bedeutung der Enzyme für die Gesundheit und für eine gesunde Ernährung ist seit langem bekannt.[25] Die Verringerung des Enzymgehalts im Organismus ist eines der wesentlichen Merkmale des Alterungsprozesses. Im Körper eines 25jährigen sind manche Enzyme dreißigmal mehr vorhanden als im Körper eines 81jährigen.[26] Nicht umsonst bezeichnete Ann Wigmore, die mit über 80 Jahren bis zu 20

Stunden täglich arbeitete, die Erhaltung der Körperenzyme als das Geheimnis des Lebens. Die Enzyme zeigen auch, daß es nicht möglich ist, alle LM chemisch zu klassifizieren. Dazu gibt es einfach eine viel zu unüberschaubare Vielfalt von Millionen von Möglichkeiten für die Zusammensetzung der LM. Allein von den Enzymen haben wir in unserem Körper etwa 100.000 verschiedene Arten. [26] Im übrigen sagt die chemische Beschaffenheit der LM wenig über ihre biologische Wirksamkeit aus. Eine radioaktiv bestrahlte DNS ist chemisch gesehen immer noch eine DNS, aber infolge struktureller Veränderungen kann sie eben keine Photonenresonanz mehr zeigen. Daher kann auch die Lebendigkeit eines Organismus (z.B. die Keimfähigkeit bei Körnern) verlorengehen, ohne daß er chemisch meßbare Veränderungen durchlaufen hat.

Die Funktion der LM ist neben dem Energiegehalt der SOEFs das wichtigste Kriterium für die Gesundheit und Lebenskraft eines Organismus. Da die LM zum größten Teil mit der Nahrung zugeführt werden müssen, sind sie die wichtigsten Inhaltsstoffe unserer Nahrung. Dies ist ein ganz wesentlicher Grund für die Wichtigkeit der lebendigen Pflanzennahrung oder Rohkost, die im Gegensatz zu tierischer und denaturierter Nahrung alle LM enthält, die ihr von der Natur mitgegeben wurden.

9

GESUNDHEIT IST ORDNUNG

Das Leben ist ein harmonisches Zusammenspiel zahlloser Kräfte und Stoffe, die alle aus dem schöpferischen Urgrund des Universums stammen. Die göttliche Allmacht hat dieses Zusammenspiel perfekt organisiert, daher funktioniert das Leben im Normalfall reibungslos. Dies ist der Zustand, den wir als Gesundheit bezeichnen. Gesundheit bedeutet, daß die organisierende Kraft Gottes in einer geschlossenen Kette von Energiestufen von der Nullpunkt-Energie bis zur Materie wirkt. Alles, was dieses ordnende Wirken stört, schwächt die Gesundheit, sowohl in körperlicher wie in geistiger Hinsicht. Gesundheit ist Ordnung, Krankheit ist das Resultat des Verlusts von Ordnung. Der Verlust von

Entropie - Transzendenz - Regeneration - Krankheit

ENTROPIE	REGENERATION
unnatürliche Ernährung	natürliche Ernährung
Drogen, Alkohol,	liebevolle Gedanken
Nikotin, Koffein	und Gefühle
negative Emotionen	Gebet, Meditation
Aggression, Ängste, Neid	Streben nach der Einheit
	mit der Schöpfung

KRANKHEIT	TRANSZENDENZ
Verlust der Lebensfreude	Gesundheit, Langlebigkeit
frühzeitiger Tod	innere Harmonie

Ordnung wird als Entropie bezeichnet, ihm wirkt die Regeneration entgegen. Sind die Regenerationsprozesse stärker als die Entropie, so wird der Bereich der Transzendenz erreicht. Für den menschlichen Organismus bedeutet Transzendenz eine Steigerung der Fähigkeit, kosmische Energie aufzunehmen, oder aber die Heilung von Krankheit.

In der geschlossenen Kette von der Nullpunkt-Energie bis zur Materie beeinflußt jedes Glied die gesamte Kette. So ist z.B. der große Einfluß der Psyche auf den Körper zu erklären. Jedes Gefühl und jeder Gedanke manifestiert sich zunächst im Astralkörper (schöpferische Gedanken und Intuition im Kausalkörper) und wirkt von dort aus auf die ätherischen Energien und damit auf die SOEFs des Körpers ein. Die SOEFs beeinflussen ihrerseits die Photonenresonanz und die LM, sodaß der Zustand des Astralkörpers letzten Endes auch den Zustand des Stoffwechsels beeinflußt. Dies kann sowohl zu Schaden führen wie auch positiv genutzt werden, wie die Wirksamkeit des autogenen Trainings und ähnlicher Methoden zeigt. Doch auch in umgekehrter Reihenfolge, also von der Materie ausgehend, besteht das Gesetz der Allverbundenheit und Beeinflussung.

Angenommen, eine giftige Substanz führt zu einer Stoffwechselstörung in einer Zelle, so stört dies sofort den Energiefluß von den SOEFs in die Stoffwechselzyklen. Dadurch entsteht eine Störung im harmonischen Energiefluß der SOEFs, die den Ätherkörper beeinflußt. Dies wirkt sich dann auch auf den Astralkörper aus, denn Ätherkörper und Astralkörper stehen in ständiger Verbindung. Da der Astralkörper der Sitz der Gefühle ist, kann also eine Stoffwechselstörung den Geisteszustand negativ beeinflußen. Umgekehrt kann natürlich ein gesunder Stoffwechsel innere Ausgeglichenheit fördern. In einem gesunden Körper wohnt eben ein gesunder Geist.

■ Das Geheimnis aller Heilungen

Jede Heilung ist eine Wiederherstellung der verlorengegangenen Ordnung im Menschen, sowohl auf der körperlichen wie auf der feinstofflichen und geistigen Ebene. Um eine solche Wiederherstellung erreichen zu können, muß dem Kranken Ordnung, beziehungsweise müssen die Ordnungsträger zugeführt werden. Dies sind positive Gedanken und Gefühle, die LM (lebende Makromoleküle) und feinstoffliche Energien aus der Nahrung. Weitere Ordnungsträger sind Informationen, die in Form von Naturheilmitteln und Naturheilverfahren - spezifisch je nach Krankheitsfall - zur Aktivierung der körpereigenen Regenerationskraft führen.

Da wir täglich Einflüssen ausgesetzt sind, die uns körperlich und geistig belasten und sich irgendwann in Gesundheitsstörungen oder mangelnder Lebensfreude niederschlagen, sollten wir uns im Grunde jeden Tag von den Wirkungen dieser Einflüsse heilen. Gesundheitserhaltung ist in Wirklichkeit ein tägliches Heilen. Zu einer Lebensweise, die uns körperliche Gesundheit und die Entfaltung unseres grenzenlosen seelischen Potentials an Freude und Liebe ermöglichen soll, gehört daher eine Ernährung, die sich selbst im Zustand völliger Ordnung befindet, die also alle naturgegebenen LM und feinstofflichen Kräfte als Informationsträger enthält. Außerdem ist die aktive Arbeit an unserer inneren, seelischen Entfaltung wichtig - durch Streben nach Harmonie mit der Schöpfung, gelebte Liebe zu allen Lebewesen und Meditation. Je nach Bedarf kann diese Lebensart durch spezifische Therapien unterstützt werden.

Die richtige Ernährung liefert uns mit den lebenden Makromolekülen die Brücke, welche Körper und Geist verbindet. Der Gehalt an LM in der Nahrung ist der wichtigste Indikator dafür, wie wertvoll unsere Nahrung ist. In lebendiger, pflanzlicher Nahrung, die für uns von Natur aus vorgesehen ist, besteht die vollkommene Lebensordnung. Sie enthält den Lebensfunken der kosmischen Urenergie ebenso wie die feinstofflichen Kräfte, SOEFs und LM, die notwendig sind, die ordnende kosmische Energie auch bis in die Materie wirken zu lassen.

„Die Ernährung ist nicht das Höchste im Leben, aber sie ist der Nährboden, auf dem das Höchste gedeihen oder verderben kann." Dieser Ausspruch von Dr. Bircher-Benner weist der Ernährung ihren richtigen Platz in unserem Leben zu. Das Höchste ist ein Leben in Harmonie mit der Schöpfung, welches uns die Entfaltung unserer Seele ermöglicht. Richtige Ernährung ist eine Hilfe auf diesem Weg, aber sie ist kein Ziel in sich selbst.

Die Naturgesetze sind einfach. Es liegt allein in unseren Händen, sie wieder zu den Grundsätzen unseres Lebens zu machen, ohne Dogmatik oder vom Leistungsdenken geprägte Zwänge. Dann wird sich von ganz alleine mit spielerischer Leichtigkeit eine Form von Gesundheit einstellen, die weit mehr ist als das Ausbleiben von Krankheiten und die uns den Zugang zu ungeahnter Lebensfreude erschließt.

TEIL 3

Gesundheitsrisiken durch tierische Nahrung

Fleisch ist kein Stück Lebenskraft

Ein lebendes Tier besitzt ebenso wie der Mensch die Verbindung zur ordnenden kosmischen Energie. Wie in jedem Lebewesen werden im Körper des Tieres die Stoffwechselprozesse durch lebende Makromoleküle, SOEFs und den Informationen aus den höheren Energieebenen gesteuert. In diesem Punkt besteht auch zwischen Tier und Pflanze völlige Übereinstimmung.

Es gibt aber einen wesentlichen Unterschied, der dazu führt, daß die Qualität pflanzlicher und tierischer Nahrungsmittel gänzlich verschieden ist, auch ohne jegliche Verarbeitungsprozesse. Wenn eine Pflanze als Gesamtorganismus stirbt, so können einzelne Teile von ihr weiterhin leben, d.h. ihre Verbindung zur kosmischen Energie und damit ihren Gehalt an SOEF-Energie und LM voll aufrecht erhalten. Getreidekörner können bei guter Lagerung auch noch Hunderte von Jahren, nachdem ihre Mutterpflanze aufgehört hat zu existieren, noch keimen. Früchte verlieren nach der Ernte ihre Lebenskraft erst nach Wochen oder Monaten. Im Pflanzenreich sind einzelne Teile der Pflanze ohne den Restorganismus lebensfähig. Nicht so bei den Tieren. Wir können nicht ein Tier schlachten und erwarten, daß seine Körperteile nach einer Woche noch funktionieren. Das Steak auf unserem Teller ist ein Stück totes Fleisch, in welchem nur noch Fäulnis- und Abbauprozesse stattfinden. Im Rohkostsalat, in Keimlingen oder frischen Früchten dagegen finden sehr wohl Lebensprozesse statt, was man schon daran erkennen kann, daß pflanzliche Nahrung nachreifen kann. Haben Sie schon mal ein Kalbsschnitzel wachsen sehen?

Wenn ein Tier geschlachtet wird, so stirbt also sein gesamter Körper einschließlich der Teile, die später in der Metzgerei verkauft werden. Unmittelbar nach der Schlachtung tritt daher auch in jeder Zelle des Tierkörpers der Zelltod ein. Damit beginnen die Abbauprozesse, die zu Beginn noch von zelleigenen Vorrichtungen, den Lysosomenorganellen, später dann von Fäulnisbakterien vorgenommen werden. Die Fermente, welche von den Lysosomen nach Eintritt des Zelltodes abgesondert werden, zerkleinern zunächst die größten Molekülverbindungen in der Zelle. Dies sind in erster Linie die lebenden Makromoleküle, die schon beim Eintritt des Zelltodes ihre Biophotonen abgegeben haben. [1,2]

Im Fleisch sind schon kurze Zeit nach der Schlachtung keine LM und keine Biophotonen mehr vorhanden, abgesehen von denen der Fäulnisbakterien. Auch die SOEFs lösen sich im gleichen Zeitraum auf. [3]

Fleisch führt dem Körper zwar Nährstoffe, vor allem Eiweiß und Fett zu, enthält aber weder LM noch SOEF-Energie. Es ist im Gegensatz zu frischer Pflanzennahrung nicht erfüllt von den ordnenden Naturkräften. Wir haben im Gegensatz zu aasfressenden Tieren nicht die Fähigkeit, aus Bruchstücken von LM wieder ganze LM zu gewinnen. Und wir nehmen auch nicht wie die fleischfressenden Tiere in erster Linie das Blut der Tiere und das Fleisch kurz nach dem Tod des Beutetieres zu uns. Daher führt Fleischnahrung bei uns Menschen zu einem Mangel an LM und ordnender Lebenskraft. Dies würde auch beim Raubtier in freier Wildbahn geschehen, wenn es das Fleisch so wie wir essen würde - ausgeblutet, durch Fäulnis mürbe geworden und gebraten. Die Art der Raubtiere, Fleisch zu verzehren, ist dem Pflanzenesser Mensch aber wohl kaum schmackhaft zu machen.

■ **Der Mensch, ein Allesesser?**

Im ersten Kapitel dieses Buches wurde bereits auf die psychische Beschaffenheit des Menschen, die ihn klar zum Pflanzenesser macht, eingegangen. Aber da so viele Menschen heutzutage dem Irrtum verfallen sind, der Mensch sei von Natur aus ein Allesesser (was er durch seine

■ **Physiologischer Vergleich zwischen Pflanzen-, Alles- und Fleischessern**

	MENSCH/FRUCHTESSER	ALLESESSER/FLEISCHESSER
ZÄHNE	kurze Mahlzähne und Schneidezähne	lange Reißzähne, keine Schneide- und Mahlzähne
KIEFER	seitlich bewegbar	nur vertikal bewegbar
SPEICHEL	alkalisch, enthält Ptyalin zur Stärkeverdaaung	sauer, kein Ptyalin
MAGEN	länglich und gewunden	runder Sack
MAGENSÄURE	wenig Salzsäure und Pepsin	10-20 mal mehr Pepsin und Salzsäure
DARM	12fache Rumpflänge viele Zotten, große Oberfläche	3fache Rumpflänge, keine Zotten, kleine Oberfläche
LEBER	produziert keine Urikase	produziert Urikase zum Harnsäureabbau
VITAMIN C	kein körpereigenes Vitamin C	körpereigene Vitamin-C-Produktion
HÄNDE	Finger zum Obstpflücken	Krallen zum Reißen und Töten
SCHWEISS	Schweißkühlung über die Hautporen	keine Hautporen, Kühlung über die Zunge

fragwürdige Eßkultur zweifelsohne geworden ist), soll hier noch einmal kurz auf die physiologischen Unterschiede zwischen Pflanzen-, Alles- und Fleischessern eingegangen werden. [4]

Aus obiger Tabelle geht eindeutig hervor, daß dem Menschen die notwendigen Voraussetzungen zum Fleischessen fehlen. Deshalb ist für den Menschen Tierfleisch erst durch diverse Kunstgriffe wie das Ausblutenlassen, Kochen und Würzen genießbar zu machen. Fleisch (ebenso Fisch und Geflügel) ist also für den Menschen keine artgerechte Nahrung und führt ihm auch nicht die für die Gesundheit wichtigen LM und SOEF-Kräfte zu. Dennoch haben viele Menschen Bedenken, auf Fleisch zu verzichten, und auch in der Ernährungswissenschaft findet man die Ansicht, daß Fleisch zu einer ausgewogenen Ernährung gehöre. Andererseits geht auch in der konventionellen Ernährungslehre der Trend immer mehr zur Reduzierung des Fleischverzehrs als empfohlene Maßnahme, weil Studien und praktische Erfahrungen die bessere Gesundheit von Vegetariern klar belegen können. Um diesen Zwiespalt zu klären, müssen die Argumente für die Fleischernährung einmal gründlich unter die Lupe genommen werden. Das wohl wichtigste dieser Argumente lautet: Wie wollen Sie denn ohne Fleisch ihren Eiweißbedarf decken?

2
Der Eiweissmythos

Wie bereits in Kapitel 2 dargelegt wurde, sind sich die Ernährungswissenschaftler in bezug auf den menschlichen Eiweißbedarf so uneinig wie es überhaupt nur möglich ist. Von 30 g Eiweiß pro Tag über 1 g pro kg Körpergewicht bis zu mehr als 100 g pro Tag wird von Experten fast jede Eiweißmenge empfohlen, die in diesem Spielraum denkbar ist. Nun beruhen aber diese Empfehlungen zum allergrößten Teil auf theoretischen Überlegungen, nicht auf praktischer Erfahrung. Dabei macht es uns die Natur sehr einfach, uns über unseren tatsächlichen Eiweißbedarf Klarheit zu verschaffen.

Den höchsten Eiweißbedarf hat der Mensch während seines Lebens als Säugling. In dieser Zeit des schnellen Wachstums, in der er sein Körpergewicht in einem halben Jahr fast verdoppelt, braucht er mehr Eiweiß, welches ja der wichtigste Baustoff für die Bildung von Körpergewebe ist, als zu irgendeiner späteren Zeit in seinem Leben.

Es steht außer Zweifel, daß Muttermilch für den Säugling die optimale Nahrung ist. Nun enthält menschliche Muttermilch gerade 2% Eiweiß. Wenn diese 2% für den Säugling optimal sind, so kommt also der Mensch in der Zeit seines größten Eiweißbedarfs mit 2% Eiweiß in der Gesamtnahrung aus, denn etwas anderes als Muttermilch benötigt der Säugling ja nicht.

Daraus folgt, daß der erwachsene Mensch weniger als 2% Eiweißanteil in der Gesamtnahrung benötigt, denn er hat ja einen geringeren Eiweißbedarf als der Säugling. Kein anderes Säugetier nimmt im Erwachsenenalter irgendeine Nahrung zu sich, die mehr Eiweiß enthält als die arteigene Muttermilch. Menschenaffen, die ebenfalls ca. 2% Eiweiß in der Muttermilch haben, ernähren sich später von Früchten, Blättern und Gräsern mit ca. 1-2% Eiweiß in der Gesamtnahrung. Dem Menschen aber wird empfohlen, er solle Fleisch mit ca. 20% Eiweiß essen, um seinen Eiweißbedarf decken zu können. Dies macht nicht besonders viel Sinn. Wir können eine menschliche Ernährung zusammenstellen wie wir wollen, 1-2% Eiweiß sind immer dabei. Selbst wenn wir uns nur von Früchten und Gemüse ernähren wie die Menschenaffen, so kann kein Eiweißmangel auftreten. Kein wildlebender Menschenaffe leidet an Eiweißmangel. Ein ausgewachsener Gorilla ist etwa 30 mal stärker als ein erwachsener Mann. Die größten und stärksten Tiere der Erde wie Elefanten, Wasserbüffel und Nashörner bauen ihre imposanten Körper ausschließlich mit Pflanzenkost auf.

Auch menschliche Bevölkerungsgruppen, die weitaus weniger Eiweiß essen, als es von der konventionellen Wissenschaft empfohlen wird, leiden an keinem Eiweißmangel, sondern erfreuen sich bester Gesundheit. [5,6,7]

Die Durchschnittskost in zivilisierten Ländern enthält rund 7-10% Eiweiß, also ein Mehrfaches des tatsächlichen Bedarfs. Wir leben nicht in einer Zeit des Eiweißmangels, sondern des krankhaften Überschusses. Die einzige Eiweißmangelkrankheit, die der Medizin bekannt ist, heißt Kwashiorkor. Sie kommt in zivilisierten Ländern überhaupt nicht vor, sondern ausschließlich in Gebieten, in denen allgemeine Unterernährung herrscht.[8] Dagegen leiden viele Menschen in der eiweißüberernährten westlichen Welt an Krankheiten, die durch Eiweißüberschüsse hervorgerufen werden. Hierauf wird am Ende dieses Kapitels noch näher eingegangen.

■ Verwirrung um die Aminosäuren

Wenn Fleisch für die menschliche Ernährung empfohlen wird, so geschieht dies meistens mit dem Hinweis, daß tierisches Eiweiß wertvoller sei als Pflanzeneiweiß. Eiweiß kann aus 22 verschiedenen Aminosäuren aufgebaut werden. Von diesen sind acht essentiell, d.h. sie werden im Normalfall nicht vom Körper selbst hergestellt und müssen daher mit der Nahrung zugeführt werden. Die Mengenverhältnisse der essentiellen Aminosäuren in tierischen Eiweißen werden nun von der konventionellen Ernährungslehre als günstiger betrachtet als die der Pflanzeneiweiße. Tierisches Eiweiß hat eine sogenannte höhere biologische Wertigkeit. Bei ausschließlich pflanzlicher Kost soll es nach dem Konzept schwer, wenn nicht gar unmöglich sein, sich ausreichend mit allen essentiellen Aminosäuren zu versorgen. In vielen ernährungswissenschaftlichen Publikationen werden auch heute noch biologische Wertigkeitstabellen veröffentlicht, die den höheren Stellenwert des Tiereiweißes aufgrund der besseren Aminosäurenzusammensetzung veranschaulichen sollen. Woher kommen nun diese Tabellen? Sind sie das Ergebnis unwiderlegbarer wissenschaftlicher Fakten?

Mitnichten. Die Einteilung der Eiweiße in biologische Wertigkeiten nach den Aminosäurenzusammensetzungen geht zurück auf die Untersuchungen von Osborn und Mendel im Jahre 1914. Bei diesen Versuchen wurden Ratten mit verschiedenen Arten von Eiweiß gefüttert. Osborn und Mendel stellten fest, daß die Ratten mit dem Eiweiß von Eiern am schnellsten wuchsen und das größte Gewicht erreichten. Mit dem Eiweiß von Fleisch und Milchprodukten wurden die Ratten auch sehr groß und schwer, bei rein pflanzlicher Fütterung dagegen erzielten die Tiere ein recht geringes Körpergewicht.[7]

Aus diesen Beobachtungen wurde einfach gefolgert, daß tierisches Eiweiß wertvoller sein müsse als pflanzliches. Später fand man die exakte Aminosäurenzusammensetzung heraus, mit der Ratten am schwersten werden. Die tierischen Eiweiße sind dieser Zusammensetzung im allgemeinen ähnlicher als Pflanzeneiweiß, aber was hat all dies denn bitte mit menschlicher Gesundheit zu tun?

Die heutigen Wertigkeitstabellen beruhen immer noch auf den Beobachtungen von Osborn und Mendel und den daraus gezogenen voreiligen Schlußfolgerungen. Ich kann mir gut vorstellen, daß man 1914 noch glaubte, Gesundheit äußere sich in einem stattlichen Körpergewicht, aber heute wissen wir es besser. Es steht ja wohl außer Frage, daß ein übermäßiges Gewicht keineswegs ein gesundheitlicher Vorteil, sondern eine große Gefahr ist. Dummerweise haben Osborn und Mendel und alle ihre Nachfolger vergessen, sich einmal mit dem Gesundheitszustand ihrer Versuchstiere zu beschäftigen. Es wurde einfach Masse mit Gesundheit gleichgesetzt. Mit wissenschaftlichem Vorgehen hat diese Art der Wertigkeitsbestimmung herzlich wenig zu tun. Wenn Tierversuche überhaupt auf den Menschen übertragen werden können, so muß die Schlußfolgerung aus diesen Fütterungsversuchen sein, daß tierisches Eiweiß zu Übergewicht führt. Die Wissenschaftler, die heute für das angeblich höherwertige tierische Eiweiß plädieren, haben einfach die gängigen Wertigkeitstabellen übernommen, ohne ihren Ursprung zu erforschen.

In den vierziger Jahren hat Dr. Clive McCay von der Cornell Universität (USA) nachweisen können, daß Ratten bei geringer pflanzlicher Ernährung doppelt so alt werden wie bei Fütterung mit reichlich tierischem Eiweiß.[9] Damit sind die Schlußfolgerungen aus den Versuchen von Osborn und Mendel endgültig hinfällig.

Pflanzliches Eiweiß enthält alle essentiellen Aminosäuren, andernfalls müßten die Menschenaffen schon längst ausgestorben sein. Auch etwa eine Milliarde Menschen auf der Erde nimmt keinerlei tierisches Eiweiß zu sich. Unter dieser Milliarde befinden sich die gesündesten Völker der Welt.[5,7]

Weder ein quantitativer Mangel an Eiweiß noch ein Mangel an essentiellen Aminosäuren ist bei einer guten vegetarischen Ernährung zu befürchten, auch wenn Milchprodukte und Eier ebenfalls gemieden werden. Da die Verwertbarkeit der Aminosäuren durch Erhitzung um 40-60% sinkt[10], ist die Zufuhr von rohem naturbelassenen Eiweiß wichtiger für die gesunde Ernährung als die Aminogramme der einzelnen Lebensmittel.

■ Vitamin B12 und Eisen

Vitamin B12 ist eine Substanz, die beim Aufbau der roten Blutkörperchen benötigt wird. Ein Mangel an Vitamin B12 führt zu perniziöser Anämie. Nur wenige pflanzliche Lebensmittel (milchsauer vergorenes Gemüse, Miso, Soyasauce, Algen, Hefe) enthalten dieses Vitamin, weshalb viele Ernährungswissenschaftler, die bereits eine fleischlose Kost befürworten, den völligen Verzicht auf tierische Nahrung, also auch auf Milchprodukte und Eier, als gefährlich betrachten.

Die Nahrung ist aber für niemanden der Hauptlieferant von Vitamin B12, auch nicht für Menschen, die viel Fleisch essen. Um B12 aus der Nahrung aufnehmen zu können, fehlt vielen Menschen ein Transportmolekül, der sogenannte Intrinsic Factor.[11] Kein pflanzenfressendes Tier nimmt Vitamin B12 mit der Nahrung auf, aber alle Säugetiere benötigen diesen Stoff. Darum produzieren die Bakterien der Darmflora beim Pflanzenfresser in der Natur wie beim Menschen Vitamin B12. Das Fleisch ist also allenfalls ein Zwischenträger für dieses Vitamin, aber es stammt von den gleichen Mikroorganismen, die auch wir im Darm aufweisen.

Der schnellste Weg, seine Darmflora zu zerstören, besteht darin, reichlich Fleisch, Eier und Milchprodukte zu essen, denn diese Nahrungsmittel fördern die Bildung von Fäulnisbakterien im Dickdarm.[12] Die perniziöse Anämie kommt daher bei Fleischessern häufiger vor als bei Vegetariern.[13] Wenn eine Störung in der Darmflora besteht, z.B. nach der Verwendung von Antibiotika, kann der Vitamin-

■ **Der Eisengehalt verschiedener Nahrungsmittel**
(in mg pro 100 g)

PFLANZLICHE NAHRUNGSMITTEL		TIERISCHE NAHRUNGSMITTEL	
Kürbiskerne	11,2 mg	Leber	10,4 mg
Sesamsamen	10,5 mg	Rindsfilet	3,3 mg
Mais	8,8 mg	Ei	2,4 mg
Sonnenblumenkerne	7,1 mg	Huhn	2,1 mg
Mandeln	4,3 mg	Thunfisch	1,6 mg
Cashewkerne	3,8 mg	Lachs	1,2 mg
Feigen	3,5 mg	Milch	0,1 mg
Haselnüsse	3,4 mg		
Grüne Bohnen	3,3 mg		

*Quelle: David A. Phillips: „Guidebook to Nutritional Factors in Food",
Woodbridge Press*

B 12-Bedarf auf pflanzlicher Basis mit milchsaurem Gemüse wie Sauerkraut, Hefe, Algen, Miso oder Tamari leicht gedeckt werden.
 Auch um die Eisenversorgung muß sich ein gut ernährter Vegetarier keinerlei Sorgen machen, auch wenn er auf Eier und Milch verzichtet. Ein hoher Verzehr von Milchprodukten kann jedoch erheblich zu Eisenmangel beitragen.[14] Milch enthält sehr wenig Eisen und Vitamin C, welches für die Eisenresorption von großer Bedeutung ist. Fleisch enthält zwar Eisen, aber keineswegs mehr als pflanzliche Lebensmittel. Manche Gemüsesorten enthalten vierzehnmal soviel Eisen wie Rindfleisch[7], und darüber hinaus liefern sie dem Körper viel Vitamin C, so daß er das Eisen gut verwerten kann. Fleisch dagegen weist praktisch kein Vitamin C auf. Das Eisen aus pflanzlicher Nahrung wird exzellent

verwertet, obwohl von Fleischbefürwortern oft das Gegenteil behauptet wird.

■ Vegetarische Spitzenleistungen

Wenn tierisches Eiweiß tatsächlich eine unentbehrliche Quelle von Eisen, Vitamin B 12 und essentiellen Aminosäuren wäre, so müßten alle Vegetarierer und erst recht alle Veganer, die weder Eier noch Milchprodukte konsumieren, schwächliche, blasse Gestalten sein, die weder Kraft noch Ausdauer besitzen. Dieses Klischee vom schwachen Vegetarier sitzt ja auch in den Köpfen vieler Menschen, die glauben, nur Fleisch sei „kräftige" Nahrung und im Gemüse sei „nichts drin".

Es gibt aber viele Hochleistungssportler, die das Gegenteil beweisen. Dafür einige Beispiele:

Dave Scott. Er gewann den berüchtigten Ironman-Triathlon auf Hawaii, bei dem nacheinander 3,8 Kilometer Schwimmen, 180 Kilometer Radfahren und 42 Kilometer Laufen in brütender Hitze anstehen, sechsmal. Er ist schon jetzt eine lebende Ausdauersportlegende. Dave ernährt sich vegetarisch. Er bezeichnet die These, daß tierisches Eiweiß für die körperliche Leistungsfähigkeit notwendig sei, als „lächerlichen Unsinn".

- *Sixto Lenares*, Veganer, verzichtet seit seiner Jugend auf Fleisch und hält den Weltrekord im 24-Stunden-Triathlon. Innerhalb von 24 Stunden bewältigte Sixto Lenares 7,5 Kilometer Schwimmen, 295 Kilometer Radfahren und 83 Kilometer Laufen. Eine Zeitlang ernährte sich Sixto lactovegetarisch, also ohne Fleisch und Eier, aber mit Milchprodukten. Als er auf Milchprodukte verzichtete, fühlte er sich noch deutlich besser und stellte seinen Weltrekord auf.

Paavo Nurmi. Der „fliegende Finne" ist der erfolgreichste Langstreckenläufer aller Zeiten. Er gewann neun olympische Goldmedaillen und stellte 22 Weltrekorde auf. Während seiner aktiven Zeit ernährte er sich vegetarisch.

Yiannis Kourous. Er scheint ebenfalls keine Mangelerscheinungen durch seine fleischlose Kost zu erleiden. Er hält alle Weltrekorde im Ultradistanzlauf vom 24-Stundenlauf aufwärts. Sein Weltrekord im 24-Stundenlauf liegt bei 286 Kilometern. Bei Mehrtagesläufen läuft Yiannis Kourous manchmal drei Tage ohne Schlaf mit nur einer gelegentlichen halbstündigen Pause.

Robert Sweetgall. Er paßt nicht so ganz in das Klischee vom schwächlichen Vegetarier, denn er hält mehrere Weltrekorde im Langstreckengehen.

Kim Cho. Der Koreaner stellte im Alter von 55 Jahren einen erstaunlichen Weltrekord auf, als er innerhalb von 24 Stunden 33.000 Liegestützen absolvierte. Er ernährt sich vegetarisch.

Stan Price. Als Kind sehr schwach und kränklich, scheint die vegetarische Kost auch ihm gut zu bekommen. Er hält den Weltrekord im Bankdrücken in seiner Gewichtsklasse.

Bill Pearl. Er beweist, daß für große Muskeln keine Steaks notwendig sind, denn er wurde mit vegetarischer Ernährung viermal Mr. Universum.

Andreas Cahling wurde als Vegetarier Bodybuilding-Weltmeister 1980.

Carl Lewis. Er ist mit Abstand der erfolgreichste Sprinter und Weitspringer in der Geschichte der Leichtathletik. Er gewann acht olympische Goldmedaillen und hielt den Weltrekord im 100-m-Lauf, den er bei den Weltmeisterschaften 1991 aufstellte. Ein Jahr zuvor hatte er seine Ernährung auf vegane Kost umgestellt.

Murray Rose, der nie in seinem Leben Fleisch aß. Er stellte im Schwimmen über 400 und 1500 Meter mehrere Weltrekorde auf und gewann vier olympische Goldmedaillen.

Edwin Moses. Im 400-m-Hürdenlauf blieb der Vegetarier über zehn Jahre lang ungeschlagen. In dieser Zeit erlangte er zwei Olympiasiege, zwei Weltmeisterschaftstitel und vier Weltrekorde.

Ridgeley Abele ist Vegetarier und achtfacher Gewinner der internationalen amerikanischen Karatemeisterschaften.

Diese Liste könnte noch seitenweise fortgesetzt werden. Aber nicht nur talentierte Spitzensportler sind zu Höchstleistungen bei vegetarischer Ernährung fähig. Viele Naturvölker rund um den Erdball essen ausschließlich pflanzliche natürliche Nahrung und sind dabei im höchsten Maße leistungsfähig. Die Tarahumara, deren Nahrung aus Wildgemüse, Beeren, Mais und Bohnen besteht, laufen ohne große Mühe hundert Kilometer am Stück, von Kindesbeinen an bis ins Greisenalter. Die Hunza verrichten schwerste körperliche Arbeit auch noch als Hundertjährige. All dies wäre nicht möglich, wenn tierische Nahrung in irgendeiner Form als Lieferant von Eiweiß, Eisen, Vitamin B 12 oder irgendeinem anderen Stoff notwendig wäre.

Dennoch gibt es Vegetarier, die unter Mangelerscheinungen leiden. Gelegentlich liest man auch von Kindern, die von ihren Eltern nur pflanzlich ernährt wurden und dabei an schweren Mangelerscheinungen litten. Ich bin diesen Fällen oft nachgegangen und habe eine sehr aufschlußreiche Parallele in ihnen gefunden. Litt ein vegetarisch ernährtes Kind unter Mangelerscheinungen, so waren die Eltern immer Anhänger einer besonders extremen Form der makrobiotischen Ernährungsphilosophie. Die Makrobiotik ist eine Lebensform mit vegetarischer Ernährung, die überwiegend aus gekochtem Getreide, Gemüse und Hülsenfrüchten besteht. Durch den Verzicht auf fabrikatorisch verarbeitete Nahrung, Fleisch und Milchprodukte sowie durch eine ganzheitliche Lebensauffassung, verbunden mit geistigen Übungen, hat die Makrobiotik vielen Menschen geholfen, ihre Gesundheit und ihr Wohlbefinden zu verbessern. Es gibt jedoch innerhalb der Makrobiotik manche extreme Richtungen, deren Praxis sehr schwere Gesundheitsschäden hervorrufen kann. Extreme Formen der makrobiotischen Ernährung bestehen zu 90-100 % aus gekochtem Reis. Mir sind Fälle bekannt, in denen Kinder mit nichts anderem als gekochtem Reis und Miso ernährt wurden.

Daß eine solche Ernährung zu schwersten Mangelerscheinungen führen muß, liegt auf der Hand. Diese Folgeschäden haben aber nichts mit dem fehlenden tierischen Eiweiß zu tun, sondern mit der schlechten Zusammenstellung der pflanzlichen Kost. Wenn jegliche Rohkost fehlt, sind Mangelerscheinungen unausweichlich. Leider führen derartige Fälle dazu, daß die vegetarische Ernährung für Kinder allgemein in Verruf gebracht wird. Natürlich kann man als Vegetarier schlecht ernährt sein. Aber dies heißt nicht, daß Fleisch, Eier oder Milch fehlen. Die Naturbelassenheit der Nahrung ist von entscheidender Bedeutung für ihren Gesundheitswert, und wenn dies nicht berücksichtigt wird, so kann die Ernährung nicht gesund sein, ob man nun Fleisch ißt oder nicht.

▪ Fisch und Geflügel

Während Fleisch im Ansehen auch bei der konventionellen Ernährungslehre sinkt, wird Fisch und Geflügel immer noch als etwas Besseres angesehen. Die Empfehlungen für Fisch und Geflügel beruhen auf der Annahme, daß vor allem das tierische Fett im Fleisch nachteilig für die Gesundheit ist und Fisch und Geflügel mit ihrem geringeren Fettgehalt daher günstiger sind. Es ist jedoch mittlerweile klar nachgewiesen worden, daß weder das Fett noch der Cholesteringehalt im Fleisch in erster Linie für die Gesundheitsschäden durch Fleischverzehr verantwortlich sind.[15] Es ist vielmehr das tierische Eiweiß, sowie der Mangel an LM, SOEFs und Vitalstoffen, die Kadavernahrung zu einem Gesundheitsrisiko machen, ob sie nun vom Rind, Schwein, Huhn oder Fisch stammt. Fisch und Geflügel sind genau wie andere Fleischarten tote Nahrung ohne funktionsfähige LM, Enzyme, SOEFs, aber mit einem viel zu hohen Eiweißgehalt.[12,16]

Manche Hersteller von Fischölkapseln werben für ihre Produkte mit dem Hinweis, daß die Eskimos, die viel fettreichen Fisch essen, keine Herzkrankheiten bekommen. Die im Fischfett enthaltenen Omega-3- und Omega-6-Fettsäuren sollen angeblich das Herzinfarktrisiko senken. Die Wirklichkeit sieht aber ein wenig anders aus. Die Eskimos haben eine Lebenserwartung von ca. 30 Jahren. Sie sterben einfach, bevor ein Herzleiden hätte entstehen können. Alle wissenschaftlichen Untersuchungen zu diesem Thema haben ergeben, daß die gesundheitlichen Nachteile, die durch den Verzehr von Fisch und Geflügel entstehen, genauso gravierend sind wie die durch Schweinefleisch oder Rindfleisch verursachten Schäden.[17,18]

■ **Eiweißspeicherkrankheiten**

Wer regelmäßig Fleisch, Eier oder Milchprodukte zu sich nimmt, führt seinem Körper ständig eine Überdosis Eiweiß zu. Die Fähigkeit des Körpers, Eiweiß auszuscheiden, ist sehr begrenzt, und die Ausscheidung über den Urin belastet die Nieren. Nierenversagen tritt bei Menschen, die viel Eiweiß essen, deutlich häufiger auf als bei denen, deren Ernährung keine großen Eiweißüberschüsse aufweist.[19]

Da nur wenige Gramm Eiweiß täglich über die Nieren ausgeschieden werden können, viele Menschen aber täglich 50-100 g Eiweiß mehr verzehren, als ihr Organismus tatsächlich benötigt, entsteht ein permanenter Überschuß im Körper. Um diesen zu bewältigen, versucht nun unser Körper, die Überschüsse im Stoffwechsel abzubauen. Als Früchteesser sind wir aber nicht darauf eingerichtet, so große Eiweißmengen zu verstoffwechseln. Daher kommt es auf diese Weise zur Bildung von halbfertig abgebauten Eiweißstoffwechselprodukten wie Mucopolysacchariden und Amyloiden.

Der über 50jährigen Forschungsarbeit von Professor Wendt verdanken wir die Erkenntnis, daß diese Stoffwechselprodukte überall im Organismus zu krankheitserzeugenden Ablagerungen führen. Die Mucopolysaccharide lagern sich zum Beispiel auf den Basalmembranen der Kapillaren ab und verdicken dadurch die Kapillarwand bis auf das dreißigfache.[16] Um die Blutversorgung trotzdem aufrecht zu erhalten, muß der Körper den Blutdruck erhöhen. So entsteht Bluthochdruck mit all seinen negativen Folgeerscheinungen. Professor Wendt erzielte große Erfolge bei der Bekämpfung von Bluthochdruck mit einer eiweißreduzierten Ernährung, ganz ohne Medikamente.[16]

Auch die Ablagerungen zwischen den Zellen, die durch Mucopolysaccharide aus dem mit Eiweiß überladenem Stoffwechsel entstehen, sind sehr nachteilig, denn sie behindern die Versorgung der Zellen mit Sauerstoff, Nähr- und Vitalstoffen. So kommt es zu der paradoxen Situation, daß ein mit Eiweiß überernährter Körper in seinen Zellen und Organen unterernährt ist.

Diese Auswirkungen der Eiweißüberschußernährung können die Entstehung zahlreicher Krankheiten begünstigen, z.B. Herzinfarkte, Herzinsuffizienz, Nierenkrankheiten aller Art, Gicht, rheumatische Krankheiten, lokale Azidose, Diabetes, Krebs, Alzheimer.

Die Frage, wie ein Vegetarier seinen Eiweißbedarf decken kann, ist längst nicht mehr aktuell. Die Kernfrage über Eiweiß in der Ernährung muß vielmehr lauten: Wie verhindert man als Fleischesser Krankheiten durch zuviel Eiweiß? Hier liegt ein wirklich großes Gesundheitsproblem unserer Zeit. Als Vegetarier muß man einfach ausreichend naturbelassene Lebensmittel zu sich nehmen, und der Eiweißbedarf ist mühelos gedeckt. Bei den großen Eiweißmengen in tierischer Nahrung aber sind gesundheitliche Schäden bei regelmäßigem Verzehr praktisch unausweichlich.

3

MILCH UND MILCHPRODUKTE

1943 fand in Hot Springs, USA, eine Welternährungskonferenz statt. Dort bat der Delegierte Mexikos um Hilfe, denn sein Land steuere auf eine große Gesundheitskatastrophe durch Mangelernährung zu. Die meisten mexikanischen Kinder hatten nämlich nie Milchprodukte in ihrer Ernährung, auch Fleisch und Eier gab es höchst selten. Nach den Maßstäben der von der Versammlung akzeptierten Ernährungslehre war dies eine katastrophale Situation angesichts der Unentbehrlichkeit des tierischen Eiweißes. So sagten die USA ihre Hilfe zu.

Um sich erst einmal ein Bild von der Lage machen zu können, wurden 1.000 rein pflanzlich ernährte Mexikanerkinder mit ca. 700 Kindern aus dem US-Bundesstaat Michigan verglichen. Die amerikanischen Kinder waren nach den Vorstellungen der Experten sehr gut ernährt, mit viel Fleisch, Eiern und Milchprodukten. Jeder erwartete natürlich, daß das Ergebnis der Untersuchung katastrophal für die kleinen Mexikaner ausfallen müsse.

Doch zur großen Überraschung aller Beteiligten brachten die sehr gründlichen medizinischen Untersuchungen an den Kindern ein ganz anderes Ergebnis zutage. „Nach allen wesentlichen biochemischen und histologischen Indizien waren die kärglich und vegetabil ernährten kleinen Mexikaner gesünder als die reichlich und vielseitig mit ziemlich viel tierischem Eiweiß ernährten kleinen 'Michiganer'." Dies war das Fazit von Professor Harris, dem Leiter der Untersuchung.[20]

Dies war die erste große wissenschaftliche Untersuchung, die bewies, daß Milch kein für die Gesundheit notwendiges Nahrungsmittel ist.

Aber die Milch hat nach wie vor einen guten Ruf, sowohl bei Laien als auch bei Ernährungswissenschaftlern. Milch sei ein guter Kalziumlieferant und vor allem für Kinder unentbehrlich, so der allgemeine Tenor. Die Milch einer anderen Tierart kann aber gar kein so gutes Nahrungsmittel für uns sein, denn sie ist in der Natur ganz spezifisch für die Bedürfnisse der eigenen Nachkommen zusammengesetzt. Früchte, Gemüse, Nüsse und Getreide sind Lebensmittel, die vielen verschiedenen Tierarten in freier Wildbahn zu Verfügung stehen. Sie sind nicht auf die speziellen Bedürfnisse einer Art zugeschnitten. Hierin besteht ein wesentlicher Unterschied zur Milch, denn sie ist beim Säugetier immer nur für die eigenen Nachkommen gedacht und daher auch optimal für die Bedürfnisse dieser Nachkommen zusammengesetzt. Kuhmilch ist die Muttermilch für das Kalb, dessen Bedürfnisse sich von denen eines Menschen erheblich unterscheiden. Ein gesundes Kalb verdoppelt sein Körpergewicht in 45 Tagen. Darum muß die Kuhmilch eine Zusammensetzung aufweisen, die ein solch schnelles Wachstum ermöglicht. Kein Mensch benötigt eine Nahrung, die es ihm ermöglicht, sein Gewicht in 45 Tagen zu verdoppeln.

Ein gesunder menschlicher Säugling verdoppelt sein Körpergewicht erst in sechs bis acht Monaten (Erwachsene sollten auf Gewichtsverdoppelungen besser ganz verzichten!). Es ist daher ein großer Fehler, Muttermilch durch Kuhmilch zu ersetzen. Muttermilch hat, aufgrund der völlig anderen Bedürfnisse des menschlichen Babys, eine ganz andere Zusammensetzung als Kuhmilch. Kuhmilch enthält 1,5 mal mehr Eiweiß, viermal mehr Kalzium, fünfmal mehr Phosphate, aber zweimal weniger Laktose als Muttermilch. Das Kasein-Eiweiß der Kuhmilch ist grundverschieden vom Globulin-Eiweiß der Muttermilch und für den Säugling artfremd. Es muß vom Immunsystem entgiftet werden, was eine erhebliche Belastung für die Abwehrkräfte eines Säuglings bedeutet. Flaschenkinder erkranken aus diesem Grund viel häufiger an Allergien, Neurodermitis, Infektionskrankheiten und Bronchitis und erleiden auch den plötzlichen Kindstod (Sudden Infant Death, SID) zweimal häufiger als gestillte Kinder. [17]

Der geringe Laktosegehalt in der Kuhmilch führt zu mangelhafter Myelinbildung in den Gehirnzellen des Säuglings. Kälber durchlaufen ein viel langsameres Wachstum des Gehirns als menschliche Säuglinge, daher der geringere Laktosegehalt in der Kuhmilch. Dieser Mangel kann für das Menschenbaby ernste Folgen haben, wobei ein geringerer IQ (ca. acht Punkte niedriger als bei gestillten Kinder) noch die harmloseste ist. [17]

Für Erwachsene ist die Kuhmilch ebensowenig geeignet wie für Kinder. Nach dem Abstillen ist es völlig widernatürlich, noch Milch zu trinken, schon gar nicht die einer anderen Tierart. Milchprodukte können ebenso wie Fleisch Eiweißspeicherkrankheiten verursachen. Das artfremde Milcheiweiß ist auch beim Erwachsenen die Hauptursache von Allergien und Neurodermitis. [21]

Dennoch wird die Milch mit ungebrochenem Enthusiasmus empfohlen. Vor allem als Kalziumlieferant soll sie unentbehrlich sein. Wäre dies richtig, so müßte die Bevölkerung Asiens eigentlich schon längst ausgestorben sein, denn rund 90% der Asiaten vertragen gar keine Milch. [22]

Da aber die Furcht vor Kalziummangel ohne Milch in der Ernährung so tief sitzt, sind zu diesem Thema wohl einige weitere Erläuterungen notwendig.

■ **Milch als Kalziumlieferant?**

Milch enthält einen beachtlichen Kalziumanteil. Andere Lebensmittel wie Blattgemüse, Nüsse und Samen enthalten aber ebensoviel oder sogar mehr Kalzium. Sesamsamen haben von allen Lebensmitteln mit 1.100-1.500 mg pro hundert Gramm den höchsten Kalziumgehalt - siebenmal soviel wie Vollmilch. Ausgerechnet die Milch aber soll nun unentbehrlich sein. Vor allem für Frauen wird Milch zur Vorbeugung von Osteoporose, einer Krankheit, die durch Kalziumentzug in den Knochen entsteht, empfohlen.

Seltsamerweise haben aber die Länder mit dem weltweit höchsten Milchverzehr (USA, Schweden, Finnland, Deutschland, Schweiz) auch die weltweit höchste Osteoposerate. In asiatischen Ländern dagegen, in denen Milch als Nahrungsmittel nur eine untergeordnete Rolle spielt, ist die Osteoporose viel seltener.[23] Ist die Milch als Kalziumlieferant doch nicht so gut wie ihr Ruf?

Neben Kalzium enthält die Milch auch große Mengen an Phosphaten und dem für Menschen artfremden Kaseineiweiß. Unter dem Einfluß der menschlichen Magensäure kommt es dadurch zu chemischen Reaktionen, die 50-70% des in der Milch enthaltenen Kalziums binden und unresorbierbar machen.[24]

Untersuchungen französischer Wissenschaftler ergaben folgendes: „Was das Kalzium anbelangt, so ist auch da die Zufuhr viel höher (als bei Muttermilch). Leider bewirkt der erhebliche Phosphatgehalt (fünfmal mehr als bei Muttermilch) und die Alkalisierung des Verdauungsmilieus, daß mehr als zwei Drittel des Kalziums zurückbehalten werden."[24]

Da bleibt vom Kalziumreichtum der Milch nicht mehr viel übrig. Aber damit nicht genug: Der hohe Eiweißgehalt in der Milch führt auch noch dazu, daß der Körper viel Kalzium über den Urin ausscheidet, mehr sogar, als die Milch dem Körper zuführt.[25]

Milcheiweiß enthält ca. dreimal mehr schwefelhaltige Aminosäuren als pflanzliches Eiweiß. Dieser hohe Gehalt an schwefelhaltigen Aminosäuren würde bei regelmäßigem Milchkonsum zu einer Übersäuerung des Blutes führen, würde der Körper nicht entsprechende Gegenmaßnahmen ergreifen. Diese Gegenmaßnahmen bestehen darin, daß basisches Kalziumphosphat aus den Knochen gelöst wird und die Säurebildung neutralisiert. Das Endprodukt dieses Vorgangs, Kalzium-

■ Der Kalziumgehalt verschiedener Nahrungsmittel (in mg pro 100 g)

PFLANZLICHE NAHRUNGSMITTEL		TIERISCHE NAHRUNGSMITTEL	
Sesamsamen	1.100-1.500 mg	Milch	115-200 mg
Mandeln	245 mg	Rindfleisch	16 mg
Petersilie	240 mg	Eier	14 mg
Haselnüsse	209 mg	Huhn	14 mg
Zwiebeln	136 mg	Schweinefleisch	11 mg
Sonnenblumenkerne	126 mg	Thunfisch	10 mg
Brokkoli	123 mg		
Spinat	101 mg		

Quelle: David A. Phillips: „Guidebook to Nutritional Factors in Food", Woodbridge Press

hydrogenphosphat, wird über den Urin ausgeschieden. Auf diese Weise entzieht Milch den Knochen wertvolles Kalzium.

In einer Langzeitstudie zu diesem Thema wurde Versuchspersonen täglich 75 g Eiweiß mit der Nahrung verabreicht. Das ist immer noch weniger als der Durchschnittskonsum eines Mitteleuropäers, der bei ca. 100 g pro Tag liegt. Aber bereits die Dosis von 75 g täglich führte bei den untersuchten Personen dazu, daß mehr Kalzium ausgeschieden wurde, als die Nahrung enthielt, also zu einer negativen Kalziumbilanz. Auch als die Kalziumzufuhr stark erhöht wurde (bis auf das Doppelte des Durchschnittsverzehrs), blieb die Kalziumbilanz negativ.[26]

Da Milch und Milchprodukte - mit Ausnahme von Butter und Sahne - neben Kalzium auch viel Eiweiß enthalten, sind sie keine Kalziumlieferanten, sondern Kalziumräuber. Die durch Eiweißüberschüsse verursachten Kalziumverluste sind kein kontroverses Thema mehr in der Wissenschaft. Hunderte von Studien über dieses Phänomen haben immer zum selben Ergebnis geführt: Bei zu hoher Eiweißzufuhr verliert der Körper mehr Kalzium, als er mit der Nahrung zugeführt bekommt, wie hoch diese Zufuhr auch immer sein mag. [23]

■ **Osteoporose, ein Eiweißproblem**

Die Osteoporose ist eine der ganz wenigen Krankheiten, von denen Frauen häufiger betroffen sind als Männer. Im Alter von 65 Jahren haben Frauen im Durchschnitt 35% ihrer Knochenmasse verloren. Von medizinischer Seite wird dies gerne auf die hormonellen Bedingungen der Wechseljahre, auf die Kalziumverluste im Leben einer Frau durch Schwangerschaft und Stillen und auf das Alter zurückgeführt. Die größte, jemals über die Ursache der Osteoporose durchgeführte Studie kam aber zu einem anderen Ergebnis. Wissenschaftler der führenden Universitäten Amerikas fanden heraus, daß der Verlust von Knochenmasse bei vegetarisch lebenden Frauen im Alter von 65 Jahren nur 18% beträgt, also etwa die Hälfte dessen, was man bei fleischessenden Frauen vorfindet. Wären die oben aufgeführten Faktoren die wirklichen Ursachen für den Verlust von Knochenmasse, könnte es diesen signifikanten Unterschied nicht geben. [27]

Ein sehr gutes Beispiel dafür, wie gut der Osteoporose durch Vermeidung von tierischem Eiweiß in der Nahrung vorgebeugt werden kann, liefert das afrikanische Bantu-Volk. Nach den Maßstäben unserer konventionellen Ernährungslehre müßten die Bantufrauen eigentlich allesamt an Osteoporose erkranken. Sie nehmen pro Tag nur rund 350 mg Kalzium zu sich. Das ist weniger als die Hälfte dessen, was von der DGE (Deutsche Gesellschaft für Ernährung) als notwendig angesehen wird. Dabei bringen die Bantufrauen in ihrem Leben durchschnittlich neun Kinder zur Welt und stillen jedes Kind zwei Jahre lang. Wenn Schwangerschaft und Stillen wirklich die Ursache für verheerende Kalziumverluste wären, so müßten ja die armen Bantufrauen mit ihrer obendrein viel zu geringen Kalziumzufuhr unweigerlich an Osteoporose erkranken.

Osteoporose, Hüftbrüche und der Konsum von tierischem Eiweiß

	HÜFTBRÜCHE JE 100.000 PERS./JAHR	TIERISCHE PROTEINE GRAMM/PERSON/TAG
Südafrika	5	10
Singapur	20	38
Großbritannien	42	45
Israel	58	56
Schweden	65	58
USA	98	75

Quelle: *The McDougall Plan*, McDougall, M.D.: New Winn, 1985, S. 68

Tatsächlich aber haben Bantufrauen auch im hohen Alter ganz ausgezeichnete Knochen. Die Osteoporose ist diesem Volk gänzlich unbekannt. Dies ist auch nicht weiter verwunderlich, wenn man um die Zusammenhänge zwischen Eiweißverzehr und Kalziumbilanz im Organismus weiß. Die Bantus nehmen nämlich nur 25-30 g Eiweiß täglich zu sich. Da so keine Eiweißüberschüsse anfallen, können sie das wenige Kalzium, das ihre Nahrung enthält, optimal verwerten. Die Praxis zeigt deutlich, daß die Empfehlung, Milch zur Vorbeugung von Osteoporose und als Kalziumlieferant allgemein zu verwenden, ein großer Irrtum ist.

Dr. John McDougall, ein Arzt, der beachtliche Erfolge bei der Behandlung von Osteoporose-Patienten aufzuweisen hat, sagt dazu: „Die vielen Studien der letzten 55 Jahre zeigen, daß der wichtigste Schritt in der Ernährung für eine positive Kalziumbilanz, die unsere Knochen gesund erhält, die Reduzierung des Eiweißverzehrs ist. Der wichtige Schritt ist nicht die Erhöhung der Kalziumaufnahme." [23]

In Dr. McDougalls Institut erhalten die Patienten eine strikt tiereiweißfreie Kost. Viele sogenannte hoffnungslose Fälle, die mit dem

Rollstuhl kamen, verließen nach Abschluß der Behandlung das Institut „im Laufschritt".

4
TIERISCHE NAHRUNG ALS KRANKHEITSURSACHE

Jede Krankheit unserer fortschreitend degenerierenden Zivilisation kann durch die Ernährung sowohl positiv wie negativ beeinflußt werden. Viele chronische Zivilisationskrankheiten werden hauptsächlich durch falsche Ernährung verursacht. Der Verzehr von Fleisch, Fisch, Geflügel und der übermäßige Konsum von Milchprodukten ist dabei eine wesentliche Ursache für die Entstehung von Störungen in den Lebensprozessen, die dann zu den verschiedenen Krankeitsbildern führen.

Bei allem, was in diesem Kapitel gesagt wird, soll aber nicht der Eindruck erweckt werden, als seien die tierischen Nahrungsmittel die alleinige Ursache für die aufgeführten Krankheiten. Es gibt kaum eine Krankheit, die nur eine einzige Ursache hat. Zivilisationskrankheiten entstehen sowohl durch tierische Nahrung im Übermaß, als auch durch einen Mangel an Rohkost, durch denaturierte Fabriknahrungsmittel, Umweltgifte aller Art, Radioaktivität, psychische Faktoren, Bewegungsmangel, Streß und durch die Abkehr des Menschen von einer natürlichen Lebensweise. Innerhalb dieser Ursachen nimmt die Ernährung eine Sonderstellung ein. Erstens ist sie sehr leicht zu ändern und zweitens ist praktisch jeder Mensch heutzutage extrem fehlernährt. Die Belastung mit Umweltgiften schwankt bei der Bevölkerung stark, noch unterschiedlicher sind die psychischen Voraussetzungen. Auch ein Mangel an Bewegung trifft nicht auf jedermann zu. Bis auf wenige Vegetarier, Vollwert- und Rohköstler, die bestimmt nicht mehr als zwei Prozent der Bevölkerung ausmachen, ernährt sich die Bevölkerung der zivilisierten Welt so schlecht, daß in dieser Hinsicht kaum noch eine Steigerung denkbar ist.

Ein Hauptgrund für diese Situation ist sicher die mangelnde Kenntnis der Zusammenhänge zwischen Ernährung und den Zivilisa-

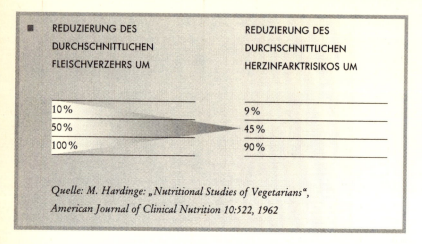

Quelle: M. Hardinge: „Nutritional Studies of Vegetarians",
American Journal of Clinical Nutrition 10:522, 1962

tionskrankheiten. Daher soll an dieser Stelle noch auf einige Fakten eingegangen werden, welche die Grundnahrungsmittel Fleisch, Eier und Milchprodukte in einem ganz neuen Licht erscheinen lassen.

■ Herz-Kreislaufkrankheiten

1970 wurde eine der größten Studien über die Ursachen des Herzinfarktes in der Geschichte der Medizin durchgeführt. Dr. Ancel Keys untersuchte über 12.000 Männer in sieben verschiedenen Ländern. Er konnte aus seiner Studie eindeutig die Schlußfolgerung ziehen, daß das Herzinfarktrisiko proportional mit dem Verzehr von Fleisch, Fisch und Geflügel ansteigt. [28]

Schon 1961 hatten amerikanische Wissenschaftler den Zusammenhang zwischen Fleischkonsum und Herzkrankheiten erkannt. Im renommierten Journal of the American Medical Association wurden Forschungsergebnisse veröffentlicht, die zu folgender Schlußfolgerung führten: „90-97% aller Herzkrankheiten könnten durch eine fleischlose Kost vermieden werden." [29]

Ursache für diese Zusammenhänge ist das von Professor Wendt erforschte Eiweißspeicher-Phänomen. Wendt weist darauf hin, daß durch die Ablagerung von Mucopolysacchariden in den Kapillaren des Herzmuskels Infarktherde entstehen. Er weist auch darauf hin, daß sich in den zivilisierten Ländern seit dem Zweiten Weltkrieg die Herzinfarktquote verzehnfacht hat, während im gleichen Zeitraum der Fleischverzehr um ein Mehrfaches zugenommen hat.[26]

Das Risiko, an einem Herzinfarkt zu sterben, beträgt für den fleischessenden Durchschnittsbürger 50%.[30] Bei Vegetariern dagegen beträgt das Risiko des frühzeitigen Herztods nur 15%. Veganer, die auf jegliche tierische Nahrung verzichten, weisen eine Herzinfarkttodesquote von nur 4% auf.[8]

Durch den Verzicht auf Fleisch kann man also das Herzinfarktrisiko auf ein Drittel des Durchschnitts reduzieren, durch Vegan-Ernährung auf ein Zehntel.

Nicht nur bei der Vorbeugung von Herzkrankheiten, sondern auch bei deren Behandlung bietet die vegetarische Ernährung ungeahnte Möglichkeiten. Dies wurde von Dr. Dean Ornish aus San Francisco eindrucksvoll bewiesen. Er fand eine Gruppe von freiwilligen Herzinfarkt-Rekonvaleszenten, die bereit waren, seine Methode an sich zu erproben. Ornish verzichtete sowohl auf Medikamente als auch auf Operationen. Er setzte seine Patienten auf eine vegane Vollwertkost und verschrieb ihnen dazu täglich eine Stunde leichtes körperliches Training sowie eine Stunde Yogaübungen und Meditation. Außerdem besuchten die Patienten regelmäßig Kurse, in denen Stressbewältigung unterrichtet wurde.

Bis auf einen Patienten in der Gruppe, der sich nicht konsequent an Ornishs Anweisungen gehalten hatte und frühzeitig starb, waren bei allen Teilnehmern dieses Experiments deutliche Fortschritte nach einem Jahr zu verzeichnen. Die Resultate dieses Experiments waren überwältigend. Sogar der Präsident der American Heart Association mußte zugeben, daß mit keiner anderen Methode jemals die Erfolge von Ornish erreicht werden konnten. Die American Heart Association hatte sich davor immer für Operationen und Medikamente als einzige ernstzunehmende Methoden bei der Herzinfarktrekonvaleszenz eingesetzt.

- **Todesfälle durch Darmkrebs und der Konsum von tierischem Eiweiß**

	DARMKREBS JE 100.000 PERS./JAHR	FLEISCHVERZEHR PRO KOPF IN KG/JAHR
San Francisco, USA	14	95
Bristol, GB	13	68
Santiago de Chile	8	30
Riberao Preto, Brasilien	7	28
Mexico City	4	20
Guatemala City	3	10

- **Todesfälle durch Herzkrankheiten und der Konsum von tierischem Eiweiß**

	HERZKRANKHEITEN JE 100.000 PERS./JAHR	FLEISCHVERZEHR PRO KOPF IN KG/JAHR
San Francisco, USA	130	95
Bristol, GB	100	68
Santiago de Chile	70	30
Riberao Preto, Brasilien	40	28
Mexico City	30	20
Guatemala City	25	10

Quelle: Carroll, K., *Journal of the National Cancer Institute*, Vol. 51, Nr. 5, Dez. 1973, Washington DC, USA

- **Krebs**

Ein Gramm Fleisch enthält zwischen einigen Tausend und einigen Millionen Fäulnisbakterien. Da bei jeder Fleischmahlzeit unverdaute Reste in den Dickdarm gelangen, wird die menschliche Darmflora durch

Fleischnahrung regelmäßig mit Fäulnisbakterien angereichert. Unter den idealen Lebensbedingungen im Darm breiten sich diese schnell aus und verdrängen die natürliche Darmflora, die normalerweise zu 90% aus Gärungsbakterien besteht.

Die Fäulnisbakterien nehmen in jedem Fall überhand, wenn Fleisch, Fisch oder Eier regelmäßig auf dem Speiseplan stehen. Diese Bakterien produzieren nun in ihrem Stoffwechsel eine Vielzahl von giftigen und krebserregenden Substanzen. [31] Die schädlichen Stoffwechselprodukte einer überwiegend aus Fäulnisbakterien bestehenden Darmflora erhöhen das Krebsrisiko erheblich. Außerdem können Ablagerungen von Mucopolysacchariden, verursacht durch zuviel Eiweiß in der Nahrung, die Sauerstoffversorgung der Zellen behindern. Der Zusammenhang zwischen Sauerstoffmangel in den Zellen und einer größeren Wahrscheinlichkeit der Tumorbildung ist in der Medizin seit langem bekannt und unumstritten. So ist es kein Wunder, daß es kein Land auf der Welt gibt, in welchem viel Fleisch gegessen wird und in welchem gleichzeitig eine niedrige Krebsrate zu finden ist. Jedes Land auf der Welt mit hohem Durchschnittsfleischkonsum weist eine hohe Krebsrate auf, jedes Land auf der Welt mit niedrigem Durchschnittsfleischkonsum hat eine niedrige Krebsrate. [7]

Besonders Darmkrebs wird durch den Verzehr von Fleisch gefördert. Der amerikanische Wissenschaftler Dr. Walter Willet, der die umfassendste medizinische Studie über die Ursachen von Darmkrebs leitete, sagte nach Abschluß seiner Untersuchungen: „Wenn man sich die Daten betrachtet, ist der optimale Anteil an Fleisch in der Ernährung null." [32]

Frauen, die Fleisch täglich essen, haben ein 3,8 mal höheres Brustkrebsrisiko im Vergleich zu Frauen, die Fleisch einmal pro Woche oder seltener essen. [33] Auch der Verzehr von Eiern in größeren Mengen erhöht das Brustkrebsrisiko. [33]

Diese Zusammenhänge sind so eindeutig in der Praxis erkennbar, daß auch die Vertreter der Schulmedizin und der konventionellen Ernährungswissenschaft zu den oben aufgeführten Erkenntnissen kommen, wenn sie sich einmal ernsthaft mit dem Thema beschäftigen. Auch die Publikationen der konventionellen Krebsforschung weisen seit Beginn der achtziger Jahre zunehmend auf die nachteiligen Wirkungen der Fleischnahrung hin. Selbst das sehr konservative amerikanische „Journal of the Association for the Advancement of Science" kam zu folgendem Schluß: „Bevölkerungen mit einer fleischreichen Ernährung haben eine höhere Wahrscheinlichkeit, Darmkrebs zu bekommen als Menschen, die sich vegetarisch oder fleischarm ernähren." [7]

Von Seiten der Fleischindustrie wird natürlich versucht, die Verbreitung solcher Fakten zu verhindern. Mit wissenschaftlich klingenden Argumenten, die bei näherem Hinsehen aber zusammenfallen wie ein Kartenhaus, wehren sich die Fleischerzeuger gegen die unbestreitbaren Tatsachen.

Als Mitte der siebziger Jahre vermehrt von Ärzten und Wissenschaftlern auf Fleisch als möglichen Verursacher von Darmkrebs hingewiesen wurde, war John Morgan, Präsident einer der größten fleischerzeugenden Gesellschaften der USA, einer der ersten, die zum Gegenangriff bliesen. In einer Rede vom 7. Mai 1976 sagte Morgan: „Wir sollten uns nicht zu irgendwelchen Schlußfolgerungen verleiten lassen und etwas völlig Verrücktes tun, nur weil gewisse Studien etwas zu beweisen scheinen, von dem wir durch unseren gesunden Menschenverstand wissen, daß es nicht wahr ist. Fleisch ist das Rückgrat der amerikanischen Ernährung und war es schon immer. Zu glauben, daß Fleisch Krebs verursacht, ist schwachsinnig." [7]

Am 13. März 1982 starb John Morgan an Darmkrebs.

■ Rheumatische Krankheiten

Auch rheumatische Erkrankungen wie Arthritis, Arthrose, Gicht und andere werden durch die Speicherung von überschüssigem Eiweiß gefördert. [16]

Durch die großen Mengen an Harnsäure im Fleisch, die sich als Natriumuratat im Bindegewebe und in den Gelenken ablagert, wird die

Gicht verursacht, eine Krankheit, die bei Vegetariern praktisch unbekannt ist. Auch die Fäulnisbakterien im Dickdarm, die sich durch den Verzehr von Fleisch, Fisch und Eiern dort ansiedeln, tragen mit ihren Stoffwechselprodukten zur Entstehung diverser rheumatischer Leiden bei. Dr. Norman Walker konnte dies schlüssig beweisen, indem er seinen Patienten zu Beginn der Therapie den Dickdarm mit einer speziellen Darmspülung von Fäulnisbakterien befreite. Sofort trat eine erhebliche Verbesserung des Zustands ein. Wird die Ernährung nach einer solchen Darmspülung richtig zusammengestellt (kein Fleisch, viel Rohkost), so kommt es auch bei Patienten mit sogenannten unheilbaren Formen von Arthritis oder anderen rheumatischen Krankheiten oft zur völligen Heilung, zumindest aber zu einer wesentlichen Besserung. [35]

Überall auf der Welt, wo die Menschen wenig tierisches Eiweiß essen, treten weder Arthritis noch andere rheumatische Krankheiten auf, auch wenn diese Menschen bis ins hohe Alter hart arbeiten. [6,36] Diese Beobachtung widerlegt klar die These, rheumatische Leiden seien eine normale Abnutzungserscheinung des Bewegungsapparates.

Dr. Bruker weist darauf hin, daß bei schweren Fällen von Arthritis und Arthrose tierisches Eiweiß völlig gemieden werden muß, wenn optimale Heilungschancen erreicht werden sollen. [37] Diese Erkenntnis entspringt 55jähriger ärztlicher und klinischer Praxis und Erfahrung mit über 30.000 Patienten.

Auch Menschen, bei denen alle konventionellen Methoden der Rheumabehandlung, die ja in erster Linie auf eine Symptombesserung, nicht auf eine Heilbehandlung abzielen, keinen Erfolg gehabt haben, berichten immer wieder von den wunderbaren Ergebnissen einer vegetarischen, naturbelassenen Ernährung im Kampf gegen ihr rheumatisches Leiden. [1]

■ Allergien und Neurodermitis

In Deutschland leiden derzeit rund 2,2 Millionen Kinder an Neurodermitis, Tendenz steigend. In manchen Kliniken wird mittlerweile schon jedes dritte Kind mit Neurodermitis geboren. Die Schulmedizin steht dieser Entwicklung hilflos gegenüber. Heilen kann man die Neurodermitis mit schulmedizinischen Methoden nicht, allenfalls befristete Symptomverbesserungen sind möglich. Da diese aber meistens mit Cortison erzielt werden, sind die Nebenwirkungen so groß, daß dadurch die angegriffenen Körper der Kinder noch weiteren Schaden erleiden.

Es ist aber sehr wohl möglich, der Neurodermitis beizukommen. In der Schwarzwaldklinik in Villingen, in der mit veganer Rohkost als Basiskost für die Patienten, Homöopathie und anderen Naturheilverfahren gearbeitet wird, liegt die Heilungsquote bei Neurodermitis bei 50%. Bei rund 80% der Patienten werden zumindest alle Symptome beseitigt, und zwar ohne Cortison. Auch bei den Patienten, wo weder Heilung noch völlige Symptomfreiheit erzielt werden kann, treten doch zumindest deutliche Besserungen ein. Derartige Erfolge sind mit schulmedizinischen Methoden ohne Ernährungsumstellung nicht denkbar.

Ursache für die Neurodermitis ist nämlich im wesentlichen das artfremde tierische Eiweiß in der Ernährung. Bei Müttern, deren Kind bereits mit Neurodermitis auf die Welt kommt, kann man einen sehr hohen Verzehr an tierischem Eiweiß beobachten. Flaschenkinder haben ein viel höheres Risiko, an Neurodermitis zu erkranken, als gestillte Kinder. Die Vermeidung von Kuhmilch und anderem tierischen Eiweiß in Form von Fleisch, Fisch und Eiern ist die sicherste Möglichkeit, um gegen Neurodermitis vorzubeugen. [38]

Schon vor der Geburt ihres Kindes kann die werdende Mutter mit tiereiweißfreier Ernährung zur Vorbeugung von Neurodermitis und Allergien beitragen. Dr. Michael Klaper hat in seiner Praxis die Beobachtung gemacht, daß Vegan-Mütter nie ein neurodermitiskrankes Kind zur Welt brachten und ihre Kinder in den ersten Lebensjahren weder Allergien noch Neurodermitis noch andere Hautkrankheiten entwickeln. [39]

Tierisches Eiweiß ist im Gegensatz zum Pflanzeneiweiß für den menschlichen Organismus artfremd. Gelangt tierisches Eiweiß in den

Magen, so reagiert der Körper mit erhöhter Ausschüttung von körpereigenem Cortison. Da Cortison die Aufgabe hat, Entzündungen zu vermeiden, kann man aus dieser Beobachtung schließen, daß tierisches Eiweiß die Entstehung von Entzündungen fördert. [39]

Noch im Jahre 1960 hatte nur etwa ein Prozent der Deutschen eine Allergie. Im Jahre 1990 waren es bereits zwanzig Prozent der Bevölkerung, die an mindestens einer Allergie litten, und die Zahl wächst stetig weiter.

Seit Millionen von Jahren hat der Mensch mit Blütenpollen, Tieren und natürlichen Lebensmitteln gelebt, ohne daß ihn das krank machen konnte. Nun auf einmal sollen solche völlig natürlichen Dinge wie Blütenstaub Krankheitsursachen sein. Dies widerspricht jeglicher Logik und zeigt, daß die allergieauslösenden Substanzen zwar die Symptome der Allergie hervorrufen, aber nicht die Ursache sein können.

Durch die regelmäßige Zufuhr von tierischem Eiweiß mit der Nahrung wird das menschliche Immunsystem permanent übermäßig beansprucht. [39] Diese Überlastung kann sich dann in Form von diversen Fehlfunktionen der Immunabwehr des Körpers bemerkbar machen. Eine Folge davon sind Allergien. Den Beweis liefert auch hier wieder die Praxis, denn mit konsequent tiereiweißfreier Ernährung und unterstützenden Behandlungen mit Naturheilverfahren kann jede Allergie in ein bis zwei Jahren geheilt werden. [39,40,41]

Mir ist ein Fall von einer Frau bekannt, die 50 Jahre lang an Neurodermitis litt, 30 Jahre mit Cortison behandelt wurde und vierhundert nachgewiesene Allergien hatte. Nach zwei Jahren konsequenter Ernährung mit veganer Rohkost war diese Frau beschwerdefrei.

■ Ernährung und die Psyche

Die engen Zusammenhänge zwischen körperlicher und geistiger Gesundheit sind unübersehbar. Der Zustand unserer Psyche hat einen großen Einfluß auf den Zustand unseres Körpers. Doch auch umgekehrt gilt diese Verbindung zwischen Körper und Geist, denn Stoffwechselstörungen können erheblich zu psychischen Störungen beitragen. Schon in der menschlichen Sprache schlägt sich der Einfluß des Körpers auf die Psyche nieder. Das Wort Melancholie bedeutet wörtlich „schwarze Galle". Man sagt ja auch nicht ohne Grund „das geht mir an die Nieren" oder „das schlägt mir auf den Magen".

Da nun die Ernährung den Stoffwechsel maßgeblich beeinflußt, so kann auch unsere Psyche nicht unbeeinflußt von unserer Nahrung bleiben.

Wenn ein Tier geschlachtet wird, empfindet es natürlich ein Höchstmaß an Angst. Infolgedessen produziert der Körper des Tieres vor und bei der Schlachtung reichlich Streßhormone, beispielsweise ACTH (adenocorticotrophes Hormon), das in Todesangst die Leistungsreserven des Körpers freisetzt. Natürlich ist dieses Hormon, ebenso wie andere Streßhormone, im Fleisch enthalten. Der menschliche Organismus benötigt aber ACTH in diesen Mengen keineswegs. So wird der Körper mit ACTH vergiftet, was sich auch auf die Psyche in Form von erhöhtem Streß und innerer Unruhe auswirkt.

Diese Zusammenhänge sind seit langem in vielen Kulturen bekannt. Sowohl die altgriechischen Philosophen wie Sokrates, Plato, Aristoteles, die Stoiker und die Pythagoräer als auch die indischen Yogis und die Meister des Buddhismus haben seit jeher zum Fleischverzicht geraten, wenn man innere Ruhe und Ausgeglichenheit erreichen will.

Auch die alten Römer wußten, wie verheerend sich Angst auf die Gesundheit auswirkt. Im alten Rom gewann man ein häufig angewandtes Gift aus dem Speichel von zu Tode gefolterten Sklaven, die natürlich ebenfalls entsetzliche Panik verspürten. Das Gift führte mit tödlicher Sicherheit zum Schocktod des vergifteten Opfers. [42]

Auch schwere psychische Krankheiten wie die Schizophrenie werden durch falsche Ernährungsgewohnheiten in ihrer Entstehung begünstigt. Durch den hohen Tryphtophangehalt in tierischem Eiweiß wird der körpereigene Serotoninspiegel gesenkt, was die Schizophrenie erheblich fördert. [4]

T.C. Dohan vom psychiatrischen Institut des US-Bundesstaates Pennsylvania konnte eine starke Endorphie-Aktivität der bei der

Verdauung aus Milcheiweiß entstehenden Peptide nachweisen. Dies fördert ebenfalls die Schizophrenie und ist ein weiterer Grund dafür, daß man Kinder nach Möglichkeit ohne tierisches Eiweiß, also auch ohne Milchprodukte, ernähren sollte. [43]

Dr. Juri Nikolajew vom Moskauer Forschungsinstitut für Schizophrenie konnte bemerkenswerte Heilerfolge bei seinen Patienten erreichen, indem er sie 20-40 Tage fasten ließ und danach auf eine vegetarische Ernährung setzte. [4] Der New Yorker Arzt Dr. Alan Cott übernahm Nikolajews Methode und erzielte ebenfalls große Erfolge.

5

BESTÄTIGUNG IN DER PRAXIS

Wahrheit ist das, was vom Leben bestätigt wird. An diesen Grundsatz sollten wir uns vor allem dann halten, wenn es bei einem bestimmten Thema um die Gesundheit der Bevölkerung geht und manche Interessengruppen davon profitieren, daß die Wahrheit nicht bekannt wird.

Jede noch so brillante Theorie der Medizin und der Ernährungswissenschaft ist wertlos, wenn sie nicht der Überprüfung und Beobachtung am lebenden Objekt standhält. Die im vorangegangenen Kapitel erläuterten Erkenntnisse sind aber gerade aus der Beobachtung am lebenden Menschen gewonnen worden. Unabhängig voneinander sind in den letzten hundert Jahren Ärzte und Ernährungswissenschaftler zu der Schlußfolgerung gekommen, daß tierische Nahrung gesundheitlich unnötig und im Übermaß schädlich ist.

■ Dr. Bircher-Benner

Der Züricher Arzt Dr. Bircher-Benner war der erste wichtige Pionier der vegetarischen Rohkost als Heilnahrung in Europa. 1890 gründete er in Zürich die Bircher-Benner-Klinik. Bircher-Benner wußte bereits vor der Erforschung der Vitamine und Enzyme aus empirischer Erkenntnis von der Bedeutung roher Früchte und Gemüse. Sein Konzept der Ordnungsgesetze des Lebens wurde später durch alle wissenschaftlichen Entdeckungen auf dem Gebiet der Ernährung bestätigt.

Natürlich war Bircher-Benner mit seinen Ideen starken Anfeindungen von Seiten seiner Kollegen ausgesetzt. Er wurde sogar aus der Ärztekammer ausgeschlossen mit der Begründung, er habe „den Boden der Wissenschaftlichkeit verlassen". 1967, an seinem hundertsten Geburtstag, wurde er posthum rehabilitiert. Neben der natürlichen Ernährung legte Bircher-Benner großen Wert auf die ganzheitliche Behandlung seiner Patienten. Er sah den Menschen als Einheit von Körper, Geist und Seele. Seine Schriften zeugen von tiefen psychologischen und philosophischen Kenntnissen.

Gegen Ende seines Lebens sorgte sich Bircher-Benner um die sich abzeichnende Ausbeutung und Zerstörung der Natur. Auf seinem Sterbebett prophezeite er, daß die Erhaltung von Boden, Wasser und Luft nun von größter Bedeutung für den Fortbestand der Menschheit sein werde. Mit seinem Lebenswerk legte Bircher-Benner die Grundlage für ein neues Denken in der Ernährungswissenschaft. [44]

■ Dr. Mikkel Hindhede

Während des Ersten Weltkriegs war Dänemark aufgrund der Kriegsblockade von jeglichen Nahrungsmittelimporten abgeschnitten. Die dänische Regierung beauftragte Dr. Mikkel Hindhede mit der Suche nach einer Lösung, da eine Hungerkatastrophe unausweichlich schien.

Hindhede schlug vor, daß man alle Futtermittel aus der Tierhaltung direkt dem Menschen zur Verfügung stellen sollte, da auf diese Weise mit der gleichen Menge an Grundnahrungsmitteln eine viel größere Anzahl von Menschen ernährt werden könnte. Der Plan wurde in die Tat umgesetzt. Dänemark verkaufte und verschenkte fast seinen gesamten Bestand an Schlachttieren. Die Milchkühe wurden nur mit Weidegras ernährt. Drei Millionen Dänen lebten während der Kriegsjahre praktisch ausschließlich vegetarisch. Resultate dieses unfreiwilligen Ernährungsexperiments führten zu einer großen Überraschung. Neben dem Ausbleiben der Hungerkatastrophe wurde auch die Gesundheit der dänischen Bevölkerung enorm verbessert. Von Oktober 1917 bis Oktober 1918 gab es in Kopenhagen die niedrigste Todesrate in der dänischen Geschichte, sie lag um 34 % unter dem Durchschnitt seit 1900. Dies ist umso bemerkenswerter, wenn man bedenkt, daß im übrigen Europa zur selben Zeit eine Grippeepidemie wütete, die Millionen von Todesopfern forderte. Dänemark blieb als einziges europäisches Land von dieser Seuche verschont. [5]

▪ Dr. M. O. Bruker

Seit fast 60 Jahren setzt sich Dr. Bruker als Autor, Arzt, Redner und Ausbilder von Gesundheitsberatern für eine natürliche Ernährung ein. In seinen früheren Schriften lehnte er Fleischnahrung hauptsächlich aus ethischen Gründen ab, im Laufe der Zeit wies er aber auch immer mehr auf die negativen gesundheitlichen Auswirkungen des Fleischkonsums hin.

Bruker kann auf einen Erfahrungsschatz von über 30.000 behandelten Patienten zurückblicken. Er hat sich besonders um die Aufdeckung der Auswirkung des Zuckers auf die Gesundheit verdient gemacht. Außerdem erkannte er als erster die wahren Ursachen für Unverträglichkeitserscheinungen bei roher Nahrung.

Neben seinem Engagement für eine natürliche Ernährung, die er als vitalstoffreiche Vollwertkost bezeichnet, setzt sich Bruker auch für den Umweltschutz ein. Er war auch einer der ersten Ärzte, die auf die Gefahren der Atomenergie hinwiesen.

Bruker sieht den Menschen als integrale Einheit aus Körper, Geist und Seele und legt großen Wert auf eine ganzheitliche Behandlung des kranken Menschen. Seine große Erfahrung und seine beeindruckenden Erfolge in der Praxis machen Bruker zu einem der glaubwürdigsten Experten auf dem Gebiet der Ernährung und Ganzheitsmedizin. Es ist deshalb von besonderem Gewicht, wenn ein so erfahrener Arzt sagt, daß tierisches Eiweiß völlig unnötig und in zu großen Mengen schädlich für die menschliche Gesundheit sei. [38,40,45]

■ Wolfgang Spiller

Der Heilpraktiker Wolfgang Spiller gründete 1985 die Schwarzwaldklinik in Villingen. In dieser Klinik steht statt der üblichen Krankenhauskost tiereiweißfreie Rohkost auf dem Speiseplan. Naturheilverfahren und eine fürsorgliche psychologische Betreuung vervollständigen das Ganzheitskonzept.

Obwohl in der Schwarzwaldklinik alle Krankheiten behandelt werden, hat sich eine gewisse Spezialisierung auf den Bereich Neurodermitis/Allergien ergeben. Die Heilungsquoten der Klinik, die mit herkömmlichen Methoden nie erreichbar sind, sprechen eine deutliche Sprache.

Wolfgang Spiller sieht in den großen Mengen an tierischem Eiweiß und in der Denaturierung der Nahrung die Hauptursache für die wachsende Zahl von allergie- und neurodermitiskranken Menschen.

Auch bei ihm sind es die Heilerfolge, die seinen Thesen die notwendige Überzeugungskraft verleihen. [21,46]

■ Edmond Bordeaux Szekely

1927 stieß der Theologiestudent Edmond Bordeaux Szekely in den Geheimarchiven des Vatikan auf die Schriften der Essener, jener urchristlichen Bruderschaft, der auch Jesus und Johannes der Täufer angehörten. Begeistert von den umfangreichen Kenntnissen der Essener über Ernährung, Naturheilkunde, Psychologie und Spiritualität widmete sich Szekely fortan der Verbreitung des Essener-Gedankengutes. 1928 gründete er in Paris gemeinsam mit dem französischen Literaturnobelpreisträger Romain Rolland die Biogenic Society, eine Gesellschaft, deren Aufgabe in der Anwendung und Verbreitung der Essener-Lehren zum Wohl der Schöpfung liegt. In seinen Reisen auf den fünf Kontinenten fand Szekely den Wert der vegetarischen Ernährung, wie sie die Essener praktizierten, bei allen gesunden Naturvölkern bestätigt.

In seinem Zentrum Rancho La Puerta in Mexiko führte Szekely über

123.000 Menschen zur vegetarischen, rohkostbetonten Ernährung. Dies ist mit Abstand die größte Anzahl von Menschen, die sich je einem derartigen Ernährungsexperiment unterzog. Die großen Erfolge in der Wiederherstellung der Gesundheit seiner Studenten machen Edmond Bordeaux Szekely zu dem Mann mit den größten Heilerfolgen und der größten Erfahrung in der Geschichte der Ernährungsmedizin. In den 33 Jahren, in denen er in Rancho La Puerta hilfesuchende Menschen betreute und ausbildete, traf Szekely nie auf jemanden, dem der Verzicht auf Fleisch nicht große Vorteile gebracht, geschweige denn geschadet hätte.

Mit seinen über achtzig Büchern über die Essener, seinen Vorträgen und der Biogenic Society hat Szekely der Welt ein Werk von unschätzbarem Wert hinterlassen. [47,48,49,50,51,52]

■ Ann Wigmore

Ann Wigmore wurde von ihrer Großmutter in Litauen aufgezogen, von der sie auch in die Heilkräfte der Natur und natürlicher Nahrung eingeführt wurde. Als sie dann nach Amerika zu ihren Eltern kam, wurde sie durch die ungewohnte, unnatürliche Nahrung schwer krank. Ann Wigmore litt schließlich an Krebs, Polyarthritis und sechs weiteren schweren Krankheiten. Die Ärzte hatten sie längst aufgegeben, als sie sich auf die Ratschläge ihrer Großmutter besann.

Mit vegetarischer Rohkost konnte Ann Wigmore ihre Gesundheit wieder voll herstellen. Von nun an widmete sie sich mit ungeheurer Tatkraft der Verbreitung einer naturgemäßen Ernährungs- und Lebensweise.

1963 gründete sie in Boston das Hippocrates Health Institute, in dem mit veganer Rohkost, Naturheilverfahren, Atemübungen, Yoga, Meditation und positiver Lebenseinstellung an einer Erhöhung der Lebensqualität der Gäste und Patienten gearbeitet wird. Fleisch, Fisch, Eier und Milchprodukte lehnte Ann Wigmore vollständig ab. Die rein pflanzliche Rohkost im Hippocrates Health Institute hat schon bei zahllosen Schwerstkranken wahre Wunder bewirkt. Auch etliche Krebspatienten, die von den Ärzten bereits aufgegeben waren, erhielten unter Ann Wigmores Anleitung ihre Gesundheit zurück.

Ann Wigmore war selbst das beste Beispiel für die Wirksamkeit dessen, was sie lehrte. Mit über achtzig Jahren war für sie ein Arbeitstag von 16-20 Stunden eine Selbstverständlichkeit. [53,54,55,56,57]

■ Dr. Gabriel Cousens

Als junger Arzt kam Gabriel Cousens unter dem Einfluß des bekannten Ernährungsexperten Paavo Airola zu neuen Ansichten über die Ursachen der Zivilisationskrankheiten. Schon bald begann er, sich vor allem für die Auswirkungen der Ernährung auf den Geisteszustand des Menschen zu interessieren. In seiner Arbeit als Arzt, Psychiater und Meditationslehrer in Amerika, Europa und Asien wurde er durch seine Erfahrungen darin bestätigt, daß eine Ernährung ohne Fleisch nicht nur für die körperliche, sondern auch für die geistige Entfaltung des Menschen sehr hilfreich ist.

Dr. Cousens konnte erstmals nachweisen, daß Fleischnahrung zu einer einseitigen Aktivierung der unteren Chakras (feinstofflichen Energiezentren an der Wirbelsäule) führt, wobei für einen harmonischen Geisteszustand die gleichmäßige Aktivierung aller Chakras notwendig ist. Seine Erfahrungen mit feinstofflichen Energien brachten Dr. Cousens zum Konzept der SOEFs, mit welchem man auch im feinstofflichen Bereich die Vorteile der vegetarischen Ernährung schlüssig darlegen kann. Die tiefgreifenden Zusammenhänge zwischen der Ernährung und der geistigen Entwicklung des Menschen hat Dr. Cousens in seinem Buch „Spiritual Nutrition and the Rainbow Diet" in einzigartiger Weise erklärt.

Dieses Buch ist ein Meilenstein in der Geschichte der Ernährungswissenschaft und eine große Gelegenheit für die Menschen, praktisch nutzbare Erkenntnisse für die Entfaltung ihres inneren Potentials zu gewinnen. [58,59,60]

■ **Dr. Michael Klaper**

Dr. Michael Klaper hätte sich als Kind wohl nie träumen lassen, daß er einmal einer der wichtigsten Vertreter der Vegan-Ernährung Amerikas werden sollte. Er wuchs nämlich auf einer Milchfarm auf. Auch nach Abschluß seines Medizinstudiums waren Milch und Käse seine Hauptnahrungsmittel.

Während seiner Tätigkeit in der Unfallstation eines Krankenhauses in Kalifornien beobachtete Klaper dann immer häufiger völlig krankhafte Blutbilder bei Patienten, die kurz zuvor Fleisch oder Milchprodukte zu sich genommen hatten. Dagegen waren die Blutbilder von Patienten, deren letzte Mahlzeit aus Reis und Gemüse bestand (was durch den hohen Anteil von Asiaten in der Gegend häufig der Fall war), völlig normal. Dies war für Klaper der erste Impuls, seine Ansichten über Ernährung wie auch seine eigenen Eßgewohnheiten zu überdenken.

Seine im Laufe der Jahre gemachten Erfahrungen bestätigten Klaper immer mehr in der Überzeugung, daß die beste Nahrung für den Menschen aus dem Pflanzenreich stammt. So stellte er zum Beispiel fest, daß bei über 90% seiner Patienten durch die Umstellung auf Vegan-Ernährung Übergewicht, Bluthochdruck und Allergien dauerhaft beseitigt wurden.

Klaper hat auch wesentlich dazu beigetragen, daß der Wert der Vegan-Ernährung für Mütter und Kinder unwiderlegbar bewiesen werden konnte. Mit seinen Vorträgen, Seminaren und Büchern gehört Klaper heute zu den renommiertesten Vertretern einer gesunden, umweltschonenden und humanen Ernährung in den USA. [61,62]

■ **Die Diskussion geht weiter**

Ein Ende der Meinungsverschiedenheiten unter den Ernährungswissenschaftlern und Ärzten über den wahren Wert oder Unwert der tierischen Nahrung ist noch lange nicht abzusehen. Die Diskussion geht weiter, während täglich unzählige Menschen ihre Gesundheit durch schlechte Ernährung einbüßen. Die einzige Autorität, die absolut unbestechlich und immer wahrheitsgetreu zu uns spricht, ist das Leben selbst. Aus der Praxis des Lebens müssen wir unsere Erkenntnisse ziehen, wenn wir uns im Gewirr der widersprüchlichen Empfehlungen zur gesunden Ernährung zurechtfinden wollen. Die Erkenntnisse, welche hier dargelegt wurden, sind aus dem Leben gewonnen, sie werden täglich durch Beobachtungen in der Praxis bestätigt.

Nimmt man dazu die humanen und ökologischen Aspekte der Ernährung, so sollte dies Grund genug sein, selbst in der Praxis zu erproben, ob es nicht auch mit weniger oder ohne tierische Nahrungsmittel geht.

Um dabei den größten Nutzen für unsere Gesundheit zu erreichen, sind noch einige weitere Gesetzmäßigkeiten zu beachten, denn der Verzicht auf Fleisch, Eier und Milch allein reicht nicht aus, um eine gesunde Ernährung zu gewährleisten.

Richtig in die Praxis umgesetzt, ist die vegetarische Ernährung die Grundlage für ein gesundes und harmonisches Leben. Ohne Übertreibung kann man sagen, daß sie die Grundlage ist für eine gesunde, umweltbewußte und humanere Welt.

Ernährung für eine neue Welt

„Die Nahrung ist ein Liebesbrief, den uns der Schöpfer schreibt und den wir entziffern müssen. Meiner Ansicht nach ist er die mächtigste und vielsagendste Botschaft, denn sie sagt: „Man liebt euch..., man schenkt euch Kraft und Leben." [1]

OMRAAM MIKHAEL AIVANHOV

In einer Welt des Überangebots an Genuß hat der moderne Mensch verlernt, eine der grundlegenden Segnungen des Lebens bewußt wahrzunehmen: Die Nahrung, die er ißt. Der Mensch betreibt einen Riesenaufwand an Zeit, Energie und Geld, um sich zu vergnügen, aber den einfachen und doch wunderbaren Geschenken der Natur kann er keine Freude mehr abgewinnen. Untersuchungen haben ergeben, daß deutsche Studenten im Durchschnitt 17 Minuten für eine Mahlzeit benötigen, Einkauf und Zubereitung mitgerechnet. Bei vielen Berufstätigen und Hausfrauen dürfte es wohl ähnlich zugehen.

Es geht aber auch anders. Das Essen kann täglich zu einem kleinen Fest werden, das uns an unsere Verbundenheit mit der Natur erinnert, ohne daß dafür großer Aufwand notwendig wäre. Wir müssen nur wieder lernen, die einfachen Genüsse des Lebens richtig zu schätzen. Wenn wir darüber hinaus gewisse Richtlinien für eine gesunde Ernährung einhalten, erfahren wir eine viel tiefere kulinarische Befriedigung, als dies mit hastig verzehrten, unnatürlichen Nahrungsmitteln je möglich wäre.

Diese Freude ist ein wesentlicher Aspekt guter Ernährung. Wer immerzu darüber nachdenkt, ob das, was er ißt, auch gesund ist, wird wenig Nutzen selbst aus der gesündesten Nahrung ziehen. Das Essen sollte ein Fest sein. Wir sollten es mit Liebe zubereiten und mit Freude teilen. So kann das Erntedankfest jeden Tag gefeiert werden, nicht nur an einem Tag im November.

1
Konventioneller und biologischer Anbau

Die Qualität unserer Nahrung entscheidet sich schon beim Anbau. In der konventionellen Landwirtschaft wird aus wirtschaftlichen Zwängen in erster Linie Wert auf große Erträge bei geringen Kosten gelegt. Dies läßt sich mit den modernen Methoden der Zucht und der Kunstdüngung auch in einem erstaunlichen Maß erreichen. Die gesundheitliche Qualität der Lebensmittel bleibt dabei allerdings auf der Strecke. Unter dem Begriff „Qualität" versteht man in der modernen Nahrungsmittelproduktion Kriterien wie Größe, gleichmäßiges und schönes Aussehen, Geschmack und Geruch, also allesamt Punkte, die auf die Kaufwilligkeit des Kunden, nicht aber auf seine Gesundheit abzielen.

Wenn man durch unnatürliche Züchtung und Kunstdüngung eine Pflanze dazu bringt, Riesenfrüchte, Riesenblätter oder doppelt soviele Samen wie im Normalfall hervorzubringen, so stört dies automatisch das empfindliche Pflanzengefüge. Das Wucherwachstum einzelner Teile eines Organismus geht immer auf Kosten seiner Gesundheit. Wenn man ein Kind mit Wachstumshormonen vollpumpt, kann man es sicherlich zum schnellen Wachstum bringen, aber seine Gesundheit wird darunter leiden. Die Natur hat für jede Pflanze eine bestimmte Wachstumsgeschwindigkeit und ein bestimmtes Verhältnis zwischen den Gewichtsanteilen der einzelnen Pflanzenteile vorgesehen. Werden diese Verhältnisse gestört, so leidet die Gesundheit der Pflanze darunter. Dies bedeutet konkret einen Verlust an lebenden Makromolekülen und anderen Vitalstoffen. Man kann davon ausgehen, daß biologisch angebaute Früchte und Gemüse fünf- bis sechsmal mehr LM enthalten als konventionelle Erzeugnisse. [58] Dazu kommt natürlich noch der massive Einsatz von Spritzgiften (Pestiziden, Herbiziden, Fungiziden) in der modernen

Landwirtschaft. Oftmals begegnet man folgendem Argument: „Heutzutage ist doch die ganze Umwelt verschmutzt, da hat es doch keinen Sinn, ungespritzte Lebensmittel zu kaufen". Mit der gleichen Logik könnte man sagen: „Heutzutage gibt es keine völlig reine Luft mehr, da kann ich ja auch noch 30 Zigaretten täglich rauchen."
Natürlich gibt es aufgrund der allgemeinen Umweltverschmutzung keine absolut giftfreien Lebensmittel mehr. Aber es macht einen riesigen Unterschied, ob ein Kilo Spinat ein Mikrogramm oder 30-100 Mikrogramm Cadmium enthält. Konventionelle Lebensmittel enthalten nämlich ca. 30-100mal mehr Giftstoffe aller Art als die entsprechenden biologischen Produkte.

■ So natürlich wie möglich

Biologisch angebaute Lebensmittel, wie sie in Reformhäusern und Naturkostläden angeboten werden, sind eine gute Alternative zum Supermarkt. Es ist zwar schon wegen der vor allem im Winter geringeren Auswahl und wegen der höheren Preise bei Bio-Produkten kaum möglich, sich ausschließlich von biologischen Lebensmitteln zu ernähren. Aber dies ist wirklich nicht so wichtig. Eine „Entweder ich mache es perfekt, oder ich kann es ganz bleiben lassen"-Einstellung ist bei der Ernährung selten angebracht. „Laßt unsere Nahrung so natürlich wie möglich", war ein Kernsatz des Begründers der Vollwertkost, Professor Kollath. Was möglich ist, hängt natürlich immer von der Situation des Einzelnen ab. Die Großerzeuger der konventionellen Produkte sehen natürlich die Tendenz zu mehr Umwelt- und Gesundheitsbewußtsein in unserer Gesellschaft. In den meisten Supermärkten findet man daher mittlerweile Hinweise wie: „Gemüse aus kontrolliertem Anbau", „Naturgerechter Anbau", „Integrierter Anbau" etc. Hinter diesen äußerst dehnbaren Begriffen verbirgt sich aber zumeist die ganz gewöhnliche Industrielandwirtschaft, die mit großen Mengen von Kunstdüngern, Spritzgiften und z.T. auch Genmanipulation und Bestrahlung arbeitet. Wenn der konventionelle Anbau kontrolliert wird oder gewissen Agrarbestimmungen entspricht, bedeutet dies überhaupt nicht, daß die Erzeugnisse natürlich wachsen.

Wenn dagegen ein Produkt aus biologischem Anbau das Gütezeichen eines großen Bio-Anbauverbandes wie Bioland, Demeter, Naturland, BioTop, Biona, Biokreis Ostbayern trägt, wird es nach den Richtlinien dieser Organisation überprüft, der es tatsächlich um die naturgemäße Qualität der Ware geht. Solche Richtlinien sind sehr streng. Wenn ein Bauer seinen Betrieb von konventioneller auf biologische Bewirtschaftung umstellt, dauert es gewöhnlich mehrere Jahre, bevor seine Erzeugnisse gut genug sind, um das Gütezeichen eines Bio-Anbauverbandes zu bekommen. Die wirklich biologisch angebauten Lebensmittel erhält man im Naturkostladen und in gut ausgestatteten Reformhäusern.

2
Die Auswirkungen des Kochens

Wenn der menschliche Körper eine Temperatur von 42°C übersteigt, erlischt sein Leben. Nicht anders ist es mit den Lebensmitteln, welche uns die Natur zur Verfügung stellt. Im naturbelassenen Zustand finden in Lebensmitteln wie Früchten und Gemüse aktive Stoffwechselprozesse statt, oder es ist, wie bei keimfähigen Samen, ein Potential von Lebendigkeit vorhanden.

Durch Kochen, Braten, Backen oder andere Formen der Erhitzung kommt das Leben in der Nahrung zum Erliegen. Das harmonische Zusammenspiel zwischen SOEF-Energie, Vital- und Nährstoffen kann in gekochter Nahrung nicht mehr stattfinden, weil durch die Hitze erhebliche Veränderungen bewirkt werden:

1 —— Im Bereich der Vitalstoffe gehen durch Erhitzung vor allem Enzyme und Vitamine verloren. Der Verlust bei den Enzymen in gekochter Nahrung beträgt 100%, angesichts der großen Bedeutung dieser Stoffwechselkatalysatoren ein erheblicher Nachteil. Die Vitaminverluste betragen bei durchschnittlicher Garzeit ungefähr [2]:

VITAMIN	VERLUST	VITAMIN	VERLUST
Vitamin C	70-80%	Inositol	bis 95%
Vitamin A	10-30%	Folsäure	bis 97%
Vitamin E	50%	Biotin	bis 72%
Vitamin B 1	25-45%	Pantothensäure	bis 44%
Vitamin B 2	40-48%		

2 ___ Das Nahrungseiweiß wird in seiner Struktur verändert. Durch diese Veränderungen vermindert sich die Verwertbarkeit der Aminosäuren erheblich. Bereits in den sechziger Jahren konnte der Biochemiker E.M. Olsen nachweisen, daß der Verlust an verwertbaren Aminosäuren bei einer normalen Garzeit 40-60% beträgt. Laut Olsen verringert sich die Absorption von Stickstoff aus dem Nahrungseiweiß um 63-77%. [3] Dies dürfte wohl der Hauptgrund für ein Phänomen sein, das schon viele Ernährungsforscher, unter anderem Dr. Ralph Bircher, Dr. Szekely und Ann Wigmore beobachtet und beschrieben haben: Bei gekochter Nahrung ist der Bedarf an zugeführtem Nahrungseiweiß deutlich größer als bei Rohkost. Wer viel Rohkost ißt, kommt mit relativ geringen Eiweißmengen aus, weil eben das unerhitzte Eiweiß voll verwertet wird.

3 ___ Die SOEFs der Lebensmittel werden durch Erhitzung erheblich geschwächt und verlieren ihre Struktur. Deshalb muß der Körper Energie aus seinen eigenen SOEFs aufbringen, um gekochte Nahrung verdauen und verstoffwechseln zu können. Lebendige Nahrung dagegen führt dem Ätherkörper noch feinstoffliche Energie zu und stärkt die SOEFs.

4 ___ Durch Hitze werden viele chemische Reaktionen in Gang gesetzt, wodurch Substanzen entstehen, die in der Natur nicht vorkommen. Diese artfremden Substanzen müssen vom Immunsystem davon abgehalten werden, im Stoffwechsel allzu großen Schaden anzurichten.

Daher kommt es nach einer gekochten Mahlzeit zu einer Vermehrung der weißen Blutkörperchen, der sogenannten Verdauungsleukozytose. [3] Einerseits bedeutet dies eine große Belastung für das Immunsystem, andererseits gelangt dennoch ein Teil der veränderten Substanzen in den Zellstoffwechsel, wo es unweigerlich zu gewissen Störungen kommt. [4]

■ **Leben kommt von Leben**

Lebendige Nahrung versorgt uns mit hochwertigen Nährstoffen, dazu ausgewogenen Mengen an Vitalstoffen und stärkt unsere SOEFs durch Zufuhr feinstofflicher Energie. Allein die rohe, von Lebenskraft erfüllte Nahrung kann unsere Gesundheit voll erhalten. Erhitzte Nahrung enthält zwar die gleichen Quantitäten an Nährstoffen wie Rohkost, aber weder entsprechende Vitalstoffmengen noch ausreichend SOEF-Energie. Bei überwiegender oder ausschließlicher Ernährung mit Kochkost wird daher in allen Bereichen des Organismus die Entropie beschleunigt. Ein Mangel an frischer, lebendiger Nahrung ist eine der Hauptursachen für den Gesundheitsverfall und das frühzeitige Altern des zivilisierten Menschen. Wenigstens ein Teil unserer täglichen Nahrung sollte deshalb aus Rohkost bestehen. Es ist für die Gesundheit jedes Menschen von großer Wichtigkeit, daß er Rohkost zum Bestandteil seiner täglichen Nahrung macht. Die gesundheitlich hochwertigste Ernährungsform ist die reine Rohkost, die als grundlegende Therapiemaßnahme bei allen Zivilisationskrankheiten von großer Bedeutung ist. Die Heilkraft, die im Organismus durch lebendige Nahrung freigesetzt wird, ist durch die großen Rohkostpioniere wie Dr. Bircher-Benner, Dr. Szekely, Ann Wigmore, Dr. Cousens, Dr. Bieler und viele andere in der ärztlichen und klinischen Praxis eindrucksvoll bestätigt worden.

Es ist natürlich nicht möglich, sich nur noch von Rohkost zu ernähren, wenn die innere Bereitschaft dafür fehlt. Leider kann man in den letzten Jahren die Tendenz beobachten, daß Rohkost mit einem stark fanatischen Einschlag propagiert wird. Dies ist bedauerlich, schon weil der große Wert der Rohkost so wohl kaum einer breiten Bevölkerungsschicht nahegebracht werden kann. Unabhängig davon, ob man sich für die natürlichste aller Ernährungsformen entscheidet oder nicht, sollte jeder gesundheitsbewußte Mensch Rohkost zu einer Selbstverständlichkeit auf seinem Speiseplan machen. Nicht nur die physische Gesundheit wird davon profitieren, sondern auch in einem nicht unerheblichen Maß der Geisteszustand. Jede Frucht, jedes Produkt der Natur ist ein Ausdruck der Schöpfungskraft und erfüllt uns im naturbelassenen Zustand auch mit jener ordnenden Kraft, aus der alles Leben entspringt. Schon Dr. Bircher-Benner wies auf die tiefgreifenden Auswirkungen der Ernährung auf den Geist und auf die besondere Bedeutung der Rohkost für die geistige Entfaltung hin:

„Im Gehirn schuf sich der Geist ein Empfangsorgan für die Einstrahlung in die Person. Einer Sammellinse gleich die geistige Einstrahlung sammelnd, dient das Gehirn der Entstehung des Bewußtseins, dessen helles Leuchten uns das Wahrnehmen unserer selbst und unserer Umwelt ermöglicht. Das Gehirn ist das Instrument, dessen sich der Geist bedient, um die Arbeit im Inneren des Organismus und in den Beziehungen zur Um- und Außenwelt zu ordnen und zu dirigieren, um das Denken, Erkennen, Verstehen, Vernehmen und Erinnern werden zu lassen. Nun ist dieses Instrument ein genial aus lebenden Zellen aufgebautes Organ, in unzähligen haarfeinen Kanälchen vom Blute durchströmt, ernährt und von Abfallstoffen befreit. Je reiner das Blut, je vollkommener seine Zusammensetzung, je kräftiger seine Strömung, desto größer wird die Eignung des Instruments, die Einstrahlungen des Geistes zu empfangen und ihnen zu dienen. Da also die Beschaffenheit des Blutes bzw. die Ernährung und Reinigung des Gehirns für das Wirken des Geistes in der Person entscheidende Bedeutung hat, wird sogleich klar, daß jede Unordnung in der Lebensführung, besonders aber die Unordnung in der Ernährung das geistige Niveau der Person schädigt." [5]

„Es liegt mir daran, Sie auf die Tatsache aufmerksam zu machen, daß die Geistigkeit der zivilisierten Menschheit durch die allgemein übliche Mißernährung und gewiß auch durch andere Lebensunordnungen geschwächt und geschädigt worden ist und noch wird. Es liegt mir daran, Ihnen zu sagen, daß dieses Geschehen ernste Folgen hat; daß die führenden Kreise und vor allem die medizinische Wissenschaft so gut wie blind sind. Es liegt mir daran, Sie auf die bedeutungsvolle Abhängigkeit des Geistes im Menschen vom Zustande seines Gefäßes, des Leibes, des Gehirns und schließlich von der Ernährungs- und Lebensordnung aufmerksam zu machen. Der lebende Leib ist der wundervolle Tempel, in dem der Geist sein Wirken entfalten möchte. Wenn wir das überall drohende Unheil mit Erfolg abwenden wollen, sollten wir in allererster Linie an die Tempelreinigung, d.h. hier an die natürliche Ordnung der Ernährung und des Lebens, an die Wiederherstellung der Gesundheit herangehen." [5]

■ Die Verträglichkeit von Rohkost

Wenn man Rohkost empfiehlt, bekommt man häufig als Gegenargument zu hören, rohe Nahrung sei schwerer verdaulich oder aber jemand könne nichts Rohes vertragen.

Grundsätzlich muß festgehalten werden, daß Rohkost erheblich leichter verdaulich ist als Gekochtes. Dies liegt ganz einfach daran, daß die verdauungsfördernden Enzyme in der Nahrung, die beim Kochen verlorengehen, in der Rohkost noch voll erhalten sind.

Nun gibt es aber tatsächlich viele Menschen, die bei Rohkost Verdauungsprobleme bekommen. Da die meisten Ärzte den Wert der lebendigen Nahrung nicht kennen, empfehlen sie in solchen Fällen zumeist, einfach alles zu kochen. Das Kochen ist aber keineswegs eine harmlose Vorverdauung oder ein „Aufschließen" der Nahrung (was immer sich hinter diesem häufig benutzten Begriff verbergen mag), sondern eine starke Entwertung. Dabei ist es durchaus möglich, die Verträglichkeitsprobleme bei Rohkost in den Griff zu bekommen, denn in den meisten Fällen haben sie eine der folgenden Ursachen:
1 —— Der Verzehr von Nahrungsmitteln, die den Verdauungstrakt so beeinflussen, daß es zu Verdauungsstörungen bei Rohkost kommen

kann. Dazu zählen alle Fabrikzuckerarten, Auszugsmehl, denaturierte Fette, fritierte Speisen, Säfte und gekochtes Obst. Diese Nahrungsmittel können auch Unverträglichkeit von Rohkost hervorrufen, wenn sie mehrere Tage vorher verzehrt wurden. Bei strikter Vermeidung verschwinden in sehr vielen Fällen sämtliche Verdauungsprobleme in ein bis zwei Wochen.

2 ⸺ Eine krankhafte Ausbreitung des *Candida albicans*, eines Sproßpilzes, den ca. 95% der Menschen in ihrer Darmflora aufweisen. Für gewöhnlich richtet der Candida keinen Schaden an. Seit einigen Jahren aber kommt es zu immer mehr krankhaften Candida-Fällen, was nicht zuletzt auf den Einsatz gentechnisch veränderter Bakterien in der Nahrungsmittelindustrie zurückzuführen ist.

Besonders kritisch wird die Situation, wenn der *Candida* in den normalerweise keimfreien Dünndarm gerät (Overgrowth-Syndrom) oder wenn er die Darmschleimhaut durchdringt und über die Blutbahn andere Organe befällt (Organmykose). Bei einem hohen Rohkostanteil in der Ernährung treten dann besonders leicht die typischen *Candida*-Symptome auf: Blähungen, starker Gewichtsverlust, Schwächefühl, Ausschläge.

Verschwinden solche Symptome auch bei konsequenter Vermeidung der oben aufgeführten Nahrungsmittel nicht, so ist ein krankhafter *Candida*-Befall wahrscheinlich. Dieser sollte niemals auf die leichte Schulter genommen werden. Zur Wiederherstellung einer gesunden Darmflora ist die gezielte Behandlung mit einer Symbioselenkung erforderlich, die nur von erfahrenen Ärzten oder Heilpraktikern durchgeführt werden kann.

3

Gefahr durch Mikrowellen

Auch wenn man auf gekochtes Essen nicht verzichten will, auf eine Kochtechnik zumindest sollte jeder gesundheits- und umweltbewußte Mensch verzichten: die Zubereitung im Mikrowellenherd.

Die in der Natur auftretenden Mikrowellen werden z.B. von der Sonne immer durch gepulsten Gleichstrom produziert. Im Unterschied dazu entstehen technisch erzeugte Mikrowellen durch Wechselstrom, eine Erscheinung, die in der Natur nicht existiert.

Diese künstlichen Mikrowellen führen in organischen Geweben zu starken Resonanzschwingungen von Atomen, Molekülen und Zellen. Da durch diesen Vorgang Reibungswärme entsteht, wird die Nahrung im Mikrowellenherd warm. Natürliche Mikrowellen haben keine derartigen Auswirkungen.

Die Resonanzschwingungen im Gewebe führen nun zu starken Veränderungen der Struktur vieler Moleküle, es kommt zu sogenannten Isomerisierungen. Diese veränderten Moleküle stellen unlösbare Anforderungen an den Stoffwechsel und wirken sich noch deutlich nachteiliger aus als die durch konventionelle Garungsverfahren erzeugten artfremden Substanzen.[6]

In einer aufsehenerregenden Studie konnten die Schweizer Biochemiker Dr. Blanc und Dr. Hertel nachweisen, daß die Aufnahme von im Mikrowellenherd zubereiteter Nahrung zu sofortigen krankhaften Reaktionen des Immunsystems führt. Dr. Hertel zog folgende Schlüsse aus seiner Studie: „In der Gesamtbeurteilung zeigen die gefundenen Ergebnisse im Blut der Probanden durch die im Mikrowellenherd aufbereitete Nahrung, im Gegensatz zu den übrigen Varianten, Veränderungen, die auf eine krankhafte Störung hinweisen."

„Die (...) zweifellos bewiesenen zerstörenden Eigenschaften der Mikrowellen wirken somit offenbar nicht nur bei direkter Bestrahlung, sondern auch auf indirektem Wege über die bestrahlte Nahrung schädlich auf den Menschen."[7]

■ Gefährliche Leckstrahlung

Die Strahlung, die in einem Mikrowellenherd erzeugt wird, wirkt aber auch direkt auf den Menschen und seine Umwelt ein. Ein völlig dichter Mikrowellenherd ist eine Utopie, Leckstrahlung tritt immer auf. Je länger ein Mikrowellenherd in Gebrauch ist, umso größer ist die austretende Strahlendosis.

Solche Leckstrahlung kann zu schweren Schäden an Nervenzellen, Augen, inneren Organen und auch zu Veränderungen des Erbguts führen.[8] Bereits sehr schwache Dosierungen von Mikrowellen bewirken eine übermäßige Ausschüttung von Kalzium in den Gehirnzellen, was zu krankheitauslösenden Zuständen führen kann.[9]

Eine Untersuchung des Instituts für Mensch und Natur in Verden/Aller ergab, daß kein im Handel erhältlicher Mikrowellenherd 100prozentig dicht ist. Die auftretende Leckstrahlung ist völlig ausreichend, um die oben aufgeführten Schädigungen zu verursachen.[10] Das beliebte Argument „die Dosierungen sind ja so gering" beruht auf rein theoretischen Überlegungen. Die Praxis beweist, daß Minimalstrahlungen künstlicher Mikrowellen (im Gegensatz zu natürlichen Mikrowellen) lebensgefährlich sind.

■ Mikrowellen als Umweltverschmutzer

Auch unserer Umwelt zuliebe sollten wir auf die Benutzung eines Mikrowellenherds verzichten. Die Leckstrahlung aus Mikrowellenherden ist nicht auf die eigenen vier Wände beschränkt, sondern reicht kilometerweit.

Von allen lebenden Organismen werden Bäume und Sträucher am stärksten durch Mikrowellen geschädigt. Die Blattrippen bei Laubbäumen und die Nadelkollektive bei Nadelbäumen sind hochempfindliche Antennen für elektromagnetische Strahlen. Jeder Hochfrequenztechniker kann bestätigen, daß die geometrischen Anordnungem der Blattrippen bzw. Nadelkollektive exakt den Antennengesetzen der Hochfrequenztechnik entsprechen.[11]

Mit diesen Antennen nehmen die Bäume natürliche Mikrowellen aus dem Kosmos auf und tauschen auch untereinander Information durch elektromagnetische Wellen aus. So ist es z.B. zu erklären, daß Bäume eine Immunität gegen einen Parasiten entwickeln können, wenn nur ein Baum in einer Gruppe von Bäumen von diesem Parasiten befallen wird. Ähnliche Beobachtungen konnten sogar gemacht werden, wenn die entsprechenden Pflanzen sich in getrennten Räumen befanden.[12]

Die von Richtfunksendern, Radaranlagen und eben auch Mikrowellenherden stammenden Mikrowellen führen nun zu einer milliardenfachen Überlastung der Pflanzen mit Strahlen. Bei den festgelegten Grenzwertbelastungen wurde lediglich berücksichtigt, daß Mikrowellen ab einer bestimmten Dosierung lebende Organismen erwärmen. Die nicht-thermischen Auswirkungen der Mikrowellen werden nie in die Festlegung von Grenzwerten einbezogen.

Bäume, die mit ihren Blättern bzw. Nadeln eine Dosis von Mikrowellen aufnehmen, die dem milliardenfachen dessen entspricht, wofür sie von Natur aus eingerichtet sind, haben große Probleme, ihr Informationssystem aufrecht zu erhalten. Dr. W. Volkrodt, Physiker und Diplom-Ingenieur, schreibt dazu:

„…Auch ein Baum ist eine Art Fabrik, in der Holz produziert wird. Er bedarf gleichfalls intelligenter Informationssysteme, die z. B. den Wasserhaushalt und den Nährstofftransport steuern. Wenn auf sein internes Informationssystem ein Radar oder Richtfunk als Störer einwirkt, so kann es ähnlich wie in einer Fabrik zu einem Zusammenbruch der „Produktion" kommen. Doch im Gegensatz zu unserer Technik gibt es niemand, der einen dieserart geschwächten Baum durch Reparaturarbeiten helfen kann. Er ist zum Siechtum und Tod verurteilt." [11]

Nicht nur die großen Mikrowellen-Ausstreuer wie Radar und Richtfunk spielen in diesem Zusammenhang eine Rolle. Man unterschätze nicht die Wirkung eines unscheinbaren Mikrowellenherdes. Jeder Mikrowellenherd weniger ist ein wertvoller Beitrag zum Umweltschutz.

■ Bestrahlte Nahrung

Auch die Lebensmittelbestrahlung ist ein Verfahren, welches von offizieller Seite als harmlos angesehen wird, in Wirklichkeit aber unabschätzbare Risiken in sich birgt. Zweck der Bestrahlung ist es, die Auskeimung

z. B. bei Zwiebeln und Kartoffeln zu verhindern und Bakterien und Pilzsporen zu eliminieren. Dies ist ausschließlich dem Geschäft dienlich, da sich natürlich die Haltbarkeit der Ware erhöht. Auf die Gesundheit des Verbrauchers wird dabei wieder einmal keine Rücksicht genommen.

Um nämlich derartige Wirkungen auf ein Lebensmittel erzeugen zu können, müssen gewaltige Dosierungen an Radioaktivität verwendet werden. Zum Vergleich: Die höchsten Dosierungen bei Röntgenaufnahmen betragen 0,25 - 0,5 rad. Bei der Lebensmittelbestrahlung kommen Dosierungen von über 100.000 rad zum Einsatz (rad = radiation absorbed dosis, wurde 1985 durch die Einheit Gray (Gy) ersetzt, 100 rad entsprechen 1 Gy).

Nun ist ja allgemein bekannt, daß Röntgenaufnahmen eine starke Belastung für den Organismus sind. Was richtet aber dann erst die Bestrahlung der Nahrung an, wenn dabei mit mehr als hunderttausendfach größeren Dosen gearbeitet wird? Es dürfte angesichts dieser Zahlen nicht verwundern, daß bestrahlte Nahrung vollkommen tot, d.h. ohne LM und SOEF-Energie ist.[13]

Die Risiken der bestrahlten Nahrung sind enorm, die möglichen Folgeschäden kann man in ihrem ganzen Ausmaß nur erahnen. Wie auch sonst im Umgang mit Radioaktivität wird in diesem Bereich eine Technik legalisiert und verharmlost, die ebenso wie die Kernkraftwerke unermeßlichen Schaden am Leben auf der Erde anrichten kann.[14]

4

AUS DER FABRIK AUF DEN TISCH

Im 20. Jahrhundert hat sich eine Form der Nahrungsentwertung in den zivilisierten Ländern ausgebreitet, deren Auswirkungen noch viel bedenklicher sind als die des Kochens: die fabrikatorische Verarbeitung von Lebensmitteln zu isolierten, unnatürlichen Nährstoffkonzentraten. Dies betrifft vor allem die Herstellung von Zucker in diversen Variationen, die Verarbeitung von Getreide zu Auszugsmehlprodukten und die Denaturierung von Speisefetten. Die gesundheitlichen Schäden, die diese Fabriknahrungsmittel bei regelmäßigem Verzehr anrichten können, sind gewaltig; sie haben wesentlichen Anteil an der Ausbreitung ernährungsbedingter Krankheiten.

Der einzige Grund für die mangelnde Kenntnis von der Schädlichkeit der Fabriknahrungsmittel sind die Bemühungen der Nahrungsmittelindustrie, uns glauben zu machen, ihre Produkte seien völlig harmlos. Da auch politische Institutionen lieber die Gesundheit von Millionen Menschen auf dem Altar des modernen Realismus opfern, als einen Industriezweig zu verärgern, ist der Konsument auf Eigeninitiative angewiesen.

■ Zucker - süß, aber gefährlich

Natürliche Nahrungsmittel enthalten immer einen gewissen Anteil an einfachen Kohlenhydraten, die man auch als Zucker bezeichnet. Die Zuckerindustrie verweist darauf, daß der Zucker, der z.B. in süßem Obst enthalten ist, identisch sei mit dem konzentrierten Fabrikzucker, den sie produziert. So soll beim Kunden der Eindruck erweckt werden, Zucker sei etwas völlig Natürliches.

Es besteht aber ein gewaltiger Unterschied zwischen dem natürlichen Zuckeranteil in Früchten und anderen Lebensmitteln und dem Fabrikzucker. In natürlichen Lebensmitteln sind neben Zucker auch LM, Vitamine, Mineralstoffe, Spurenelemente, Faserstoffe, Aromastoffe, Fettsäuren und SOEF-Energie enthalten. Fabrikzucker dagegen ist ein reines oder (bei Süßungsmitteln wie Ahornsirup, Ur-Süße, Vollrohrzucker u.a., die auch zu den Fabrikzuckerarten gehören) ein hochkonzentriertes Kohlenhydratisolat. Weder der gewöhnliche Haushaltszucker noch Fruchtzucker noch die vielen alternativen Süßungsmittel wie Fruchtdicksäfte, brauner Zucker etc. enthalten LM, Enzyme oder SOEF-Energie. Manche der alternativen Süßungsmittel weisen zwar Mineralstoffe auf, aber dies ist bei dem Mangel an Vitaminen, LM und Enzymen ohne Bedeutung. Die Vitamine der B-Gruppe, die zur Verwertung des Zuckers im Stoffwechsel unerläßlich sind, sind in diesen Zuckerarten nur in Spuren, zumeist aber gar nicht vorhanden.

Durch diese Unausgewogenheit zwischen Kohlenhydraten und Vitalstoffen kommt es bei regelmäßigem Zuckerverzehr automatisch zu einem chronischen Vitalstoffmangel.[15] Im Kohlenhydratstoffwechsel werden nämlich neben den Kohlenhydraten auch viele Vitalstoffe zu deren Verwertung benötigt. Werden nun ständig hochkonzentrierte Kohlenhydrate ohne die entsprechenden Vitalstoffe zugeführt, leidet der Organismus natürlich an Vitalstoffentzug.

Angesichts der Unmengen an Zucker, die heutzutage verzehrt werden, ist ein Ausgleich dieses Mangels durch vitalstoffreiche Lebensmittel nicht möglich. In Deutschland verzehrt der Durchschnittsbürger täglich 120-150 g Zucker, wobei der nachträglich zum Süßen verwendete Zucker den geringsten Anteil ausmacht. Es sind vor allem die in Fertigprodukten enthaltenen versteckten Zuckeranteile, die den Löwenanteil der konsumierten Menge stellen.

Zucker ist nicht nur in Schokolade (53 % Zucker), süßen Backwaren, Frühstücksflocken (30-52 % Zucker), Fertigmüslis, Müsliriegeln, Limonaden, Cola, Säften, Obstkonserven, Früchtejoghurt, Quarkzubereitungen, Pudding, Eiscreme und anderen süßen Produkten enthalten, sondern findet man auch in Tomatenketchup (ca. 30% Zucker), Fertigsalaten, Fertigsaucen, Tiefkühlpizza, Senf, Essiggurken, Dosensuppen, Fertiggerichten aller Art, Babynahrung und vielem anderen. In heutigen Supermärkten ist es gar nicht so einfach, Fertigprodukte zu finden, die keinen Zucker enthalten.

Eine derartige Bombardierung des Körpers mit Fabrikzucker führt zu Stoffwechselstörungen, der Ursache für etliche Zivilisationskrankheiten. Sie treten in Erscheinung als Karies, Parodontose, Diabetes, Hypoglykämie, Fettsucht, rheumatische Krankheiten, Herz-Kreislaufkrankheiten, Krebs, Nieren- und Gallensteine, Leberschäden, Verhaltensstörungen, Kinderlähmung, Magengeschwüre u.a.[16]

Es ist keineswegs ein Widerspruch, auch die tierischen Nahrungsmittel als Verursacher dieser Krankheiten zu bezeichnen, da die Stoffwechselstörungen, die von Tiereiweiß verursacht werden, und die Folgen des Zuckerkonsums sich krankheitsfördernd ergänzen.

■ **Eine ganz legale Volksverdummung**

Beherzte Ärzte und Ernährungswissenschaftler wie Kollath, Cleave, Campbell, Yudkin, Katase, Roos, Bruker, Schnitzer, Klaper und viele andere haben auf die Folgen des Zuckerkonsums aufmerksam gemacht. Sie können sich auf ein gewaltiges Beweismaterial wissenschaftlich unwiderlegbarer Studien und jahrzehntelanger klinischer Beobachtungen stützen.

Doch die Zuckerindustrie leidet nicht gerade an mangelndem Einfallsreichtum, wenn es darum geht, die Bevölkerung in ihrem Sinne „aufzuklären". Ein paar Beispiele:
Die WVZ (Wirtschaftliche Vereinigung Zucker) berät die CMA (Centrale Marketing Gesellschaft der deutschen Agrarwirtschaft) bei der Zusammenstellung von Informationsschriften für die Öffentlichkeit.

Die CMA ist aber nach außen hin eine neutrale Institution, die dem Verbraucher gute Qualität beim Einkauf garantieren soll. Die Verstrickung von Zuckerindustrie und Qualitätskontrolle führt dann beispielsweise dazu, daß die CMA farbige Stundenpläne für Kinder erstellt, die Zucker als wichtiges Nahrungsmittel anpreisen. [16]

• Der Vorsitzende der KZV (Kassenärztlichen Vereinigung), Dr. Knellecken, der sich für eine Aufklärung der Bevölkerung über die Auswirkungen des Zuckerverzehrs auf die Zahngesundheit engagierte, wurde durch Drohungen und Verleumdungen zum Rücktritt gezwungen. [16,17]

• Die Zuckerindustrie baut überall in der Welt Organisationen auf, die nach außen hin neutrale wissenschaftliche Institute sind. Dies sind u.a. in Deutschland die IME (Informationskreis Mundhygiene und Ernährung) und in den USA die „Princeton Dental Research Group" (dieser Name soll fälschlicherweise eine Assoziation mit der hochangesehenen Princeton Universität erzeugen). Diese Tarnorganisationen der Zuckerwerbung veröffentlichen regelmäßig unter dem Deckmäntelchen der Wissenschaft Aussagen, die den Zucker als harmlos, wenn nicht gar gesundheitsfördernd erscheinen lassen. So heißt es beispielsweise in einer 1992 veröffentlichten Schrift der Princeton Dental Research

Group, daß der Verzehr von Schokoladeriegeln Karies vorbeugen (!) könne. [18]

• Jede objektive Aufklärung über die Gesundheitskatastrophe Zucker wird von der Zuckerindustrie mit Falschaussagen als eine Spinnerei von unwissenschaftlich denkenden Naturfanatikern hingestellt. Als Dr. William Dietz von der Tufts Universität, USA, in einem Bericht forderte, die Fernsehwerbung für Frühstücksflocken mit hohem Zuckeranteil zu verbieten, antwortete ein Sprecher von Kellogg: „Es ist klar, daß der Autor die Bedeutung von Fertigflocken für die gesunde Kindesernährung nicht versteht... Die Aussagen über Zucker sind Schwachsinn." [19]

Kein Wunder, daß Kellogg die Kunden von der unliebsamen Wahrheit über Zucker fernhalten möchte, denn Kellogg-Frühstücksflocken enthalten bis zu 52 % Zucker.

• Als das ZDF einen Film über Zucker, herausgegeben von der Gesellschaft für Gesundheitsberatung (GGB), ausstrahlte, wies die Zuckerindustrie die mutigen Verantwortlichen des Fernsehsenders auf folgendes hin: „Solche Sendungen führen zu Verunsicherungen und Angst beim Umgang mit einem Nahrungsmittel, dessen Unbedenklichkeit außer Zweifel steht." [17]

■ Unser tödlich Brot

Ganze Getreidekörner sind wertvolle Lieferanten von Nähr- und Vitalstoffen. Doch der größte Teil der heute üblichen Getreideprodukte wie Brot, Nudeln, Gebäck, Grieß, Reis, Haushaltsmehl etc. wird nur aus dem Mehlkörper des Getreides hergestellt. Dieser enthält zwar Kohlenhydrate in großen Mengen, aber kaum Vitalstoffe. Der Löwenanteil der LM, Vitamine, Mineralien, Spurenelemente und Faserstoffe des Getreides sitzt in den Randschichten und im Keim. Dadurch, daß diese Vitalstoffträger des Korns entfernt werden, ergibt sich genau wie beim Zucker das Problem der einseitigen Nährstoffzufuhr ohne die entsprechenden Vitalstoffe. Die regelmäßige Zufuhr solcher Auszugsmehlprodukte führt, wie auch Zucker, zu Vitalstoffmangel.

Die negativen Folgen der Getreidedenaturierung werden noch dadurch verstärkt, daß die meisten Menschen sich auch noch durch übermäßige Zuckerzufuhr und zuwenig rohe Nahrung Vitalstoffe entziehen.

In einer gesundheitsbewußten Küche ist daher nur für Getreideprodukte aus dem vollen Korn Platz. Es ist wichtig, nicht die Farbe eines Brotes mit seiner Wertigkeit zu verwechseln. Weder Grau- noch Schwarzbrot sind Vollkornbrote. Echte Vollkornbrote kauft man am besten in Reformhäusern oder Naturkostläden, da denen aus dem herkömmlichen Handel oft noch bis zu 20% Auszugsmehl zugesetzt sind.

■ **Denaturierte Fette**

Obwohl sich bereits viele Menschen um eine fettarme Ernährung bemühen, sind Gesundheitsstörungen durch Nahrungsfette noch weit verbreitet. Viel wichtiger als die Fettmenge ist nämlich die Qualität.

Während früher Ölfrüchte mit einer mechanischen Presse gepreßt wurden (und in guten Betrieben noch werden), ist heutzutage ein Ausfällen des Öls mit Chemikalien die Regel. Dabei geht ein Teil der fettlöslichen Vitamine verloren, und im Öl können Rückstände der Lösungsmittel bleiben. Öle, die einen hohen Anteil an freien Fettsäuren aufweisen, werden durch Vakuumdestillation und Laugeraffination entsäuert. Danach erfolgt in vielen Fällen noch eine Bleichung und eine Desodorierung starker Geruchsstoffe.

Anschließend wird das Öl unter Vakuum getrocknet und nochmals gefiltert, um Schleimstoffe und Wasser völlig zu eliminieren. Viele Öle werden dann noch gefärbt, damit sie anziehender auf das Auge des Käufers wirken. Ein derart massiver Verarbeitungsprozeß hat selbstverständlich ein völlig naturwidriges Fabrikprodukt zum Ergebnis.

Um ein gutes Öl zu erhalten, kaufe man im Naturkostladen oder Reformhaus ein Erzeugnis, welches aus biologisch angebauten Ölfrüchten gewonnen wird. Am empfehlenswertesten sind Öle aus klassischen Ölfrüchten wie Sonnenblumenöl, Olivenöl, Leinöl, Mandelöl und andere. Vorsicht ist bei dem oft angepriesenen Distelöl geboten, da es fast immer mit 200°C heißem Wasserdampf desodoriert wird. Die Werbung für Distelöl ist nicht berechtigt, da es, im Gegensatz zu den Werbeaussagen, auch im Bereich der Fettsäurenzusammensetzung keine Vorteile gegenüber anderen Ölen bietet.

Konventionelle Margarine wird bei der Herstellung gehärtet, um eine streichfähige Konsistenz zu erreichen. Dabei wird Wasserstoff an ungesättigte Bindungen in den Fettsäuren angelagert. Bei diesem Vorgang entstehen Iso-Ölsäuren, die in der Natur nicht existieren und im Fettstoffwechsel Störungen erzeugen. Es gibt aber im Reformhandel Margarinesorten, die ohne Härtung und ähnlich nachteilige Prozesse hergestellt werden. Wer auf Butter verzichten will, nicht aber auf Streichfett, wie aus ethischen Gründen etwa viele Veganer, der halte sich an Reformmargarine. Wer dagegen Butter vorzieht, ist gut beraten, Ware aus der biologischen Milchwirtschaft zu beziehen.

--- 5 ---

Was Sie tun können

Jeder Schritt zu naturgemäßer Ernährung ist gesundheitlich, ethisch und ökologisch wertvoll. Das Ziel auf diesem Weg sollte eine Ernährungsform sein, die unsere Gesundheit erhält, mit der wir uns wohlfühlen und die einen positiven Einfluß auf die Zukunft des Lebens auf der Erde ausübt. Drei Kostformen erfüllen diese Kritierien: Die vegetarische Vollwertkost, die Vegan-Ernährung und die reine Rohkosternährung.

Bei jeder Veränderung unserer Ernährung sollten wir uns darüber im klaren sein, daß sie eine tiefe Auswirkung auf unsere Psyche hat. Da jeder Mensch als Individuum sich mit seinen ganz eigenen psychologischen, gesundheitlichen, familiären und gesellschaftlichen Gegebenheiten auseinandersetzen muß, sind starre Regeln für eine Ernährungsumstellung wenig sinnvoll. Die nachfolgenden Punkte sollen daher als Vorschläge, nicht als strikt zu befolgende Anleitung verstanden werden.

1 —— Sie können vermehrt in Naturkostläden und Reformhäusern Produkte aus biologischem Anbau kaufen und so Ihre Gesundheit wie auch eine mehr ökologische Landwirtschaft unterstützen.

2 —— Sie können beginnen, bewußter zu essen, sich vor den Mahlzeiten einen Moment zu sammeln und der Natur für ihre Geschenke zu danken.

3 —— Sie können es sich zur Gewohnheit machen, zu Beginn der Mahlzeiten Rohkost in Form von Obst, Salaten und anderen Rohkostgerichten zu essen.

4 —— Sie können minderwertige durch bessere Produkte ersetzen, z.B. Weiß- oder Graubrot durch Vollkornbrot, Fleisch oder Eier durch Tofu, Zucker durch Honig, Konserven durch Frischware.

5 —— Sie können auf Zubereitungen im Mikrowellenherd verzichten.

6 —— Sie können den Verzehr an Fleisch, Fisch, Geflügel, Eiern und Milchprodukten generell reduzieren.

7 —— Sie können regelmäßig, z.B. an einem Tag pro Woche, fasten oder nur Rohkost essen. Das gesparte Geld können Sie aufheben und am Ende des Jahres Bedürftigen zur Verfügung stellen.

8 —— Sie können Ihre skeptischen Freunde, Verwandten oder Kollegen zu einem vollwertigen Festessen einladen und ihnen so zeigen, daß Sie mit Ihrer neuen Ernährung nicht zum Kostverächter geworden sind.

9 —— Sie können mit dem Chef Ihres Lieblingsrestaurants oder Ihrer Kantine sprechen und ihm vorschlagen, vermehrt vegetarische Gerichte und Rohkostsalate anzubieten. Besonders effektiv kann solch ein Vorschlag werden, wenn Sie sich mit einigen Gleichgesinnten zusammentun.

10 —— Sie können, vielleicht gemeinsam mit Freunden, vegetarische Restaurants in Ihrer Umgebung testen.

11 —— Sie können Ihren Kindern zu solider Gesundheit verhelfen, indem Sie ihnen zunächst Muttermilch und dann biologische Rohkost geben.

12 —— Sie können Ihren Kindern Freude am gesunden Leben vermitteln, indem Sie mit ihnen gemeinsam Keimlinge ziehen und gesunde Gerichte zubereiten.

13 —— Sie können mit der Schulleitung der Schule Ihrer Kinder sprechen

und sie auf die Folgen der üblichen Schulmilch und der Süßigkeiten- und Getränkeautomaten hinweisen. Sie können vorschlagen, daß in der Schule auch vollwertige Verpflegung angeboten wird und eventuell ein Bio-Garten angelegt wird, den die Schüler pflegen.

14 — Sie können regelmäßig Sport treiben, denn neben anderen positiven Wirkungen kann körperliche Bewegung auch den Appetit auf gesunde Nahrung verstärken.

15 — Sie können regelmäßig Meditationsübungen machen (Tips für Meditation siehe Kapitel 5), dadurch werden Sie innerlich ausgeglichener und das Essen muß nicht mehr so oft als Ersatzbefriedigung herhalten.

16 — Sie können Ihr Wissen im Ernährungs- und Gesundheitsbereich durch Literatur, Vorträge und Seminare erweitern. Eine Liste empfehlenswerter Bücher finden Sie im Anhang dieses Buches. Über Vorträge und Intensiv-Seminare nach den Grundsätzen dieses Buches informiert Sie EarthSave Deutschland (siehe Anhang).

17 — Sie können anderen ein Vorbild sein, indem Sie nach den Naturgesetzen leben und dabei gesund und zufrieden sind.

Setzt man die oben aufgeführten Vorschläge in die Praxis um, wird man relativ leicht zu seiner persönlichen Art der gesunden Ernährung finden. Diese kann je nach individueller Situation den Richtlinien der Vollwertkost, der Vegan-Ernährung oder der Rohkost entsprechen. Es ist sehr wichtig, seine Ernährung zu individualisieren. Starre Regeln sind bei einer natürlichen Ernährungsweise völlig sinnlos. Ich selbst esse zum Beispiel meine größte Mahlzeit fast immer am Abend und nehme nie ein Frühstück zu mir. Andere Menschen mit einer anderen Konstitution können aber Probleme ohne Frühstück bekommen und vertragen abends nur noch eine ganz leichte Mahlzeit. Wichtig ist allein die Naturbelassenheit der Nahrung, die richtige Einstellung zum Essen und eine allgemeine Mäßigung.

Da es um die Begriffe Vollwertkost, Vegan-Ernährung und Rohkost viel Verwirrung gibt, sollen nachfolgend diese Begriffe noch einmal kurz erläutert werden.

■ Die vegetarische Vollwertkost

Die Vollwertkost wurde von dem deutschen Ernährungsforscher Professor Kollath begründet. Im deutschsprachigen Raum ist sie vor allem durch die Arbeit von Dr. Bruker bekannt geworden.

Leider wird heutzutage vieles mit dem Begriff „Vollwert" bezeichnet, was mit vollem Wert ebensowenig zu tun hat wie mit einer Ernährung nach den Richtlinien von Kollath/Bruker. Eine Vollwertkost, die diesen Namen verdient, beinhaltet Früchte, Gemüse, Vollgetreide, Hülsenfrüchte, Kartoffeln, Nüsse, Keimlinge, unraffinierte Pflanzenöle und in maßvollen Mengen Milchprodukte und Eier. Biologisch angebaute Lebensmittel werden bevorzugt. Der Rohkostanteil liegt mindestens bei der Hälfte der Gesamtnahrung. Auch Getreide wird in unerhitzter Form, als Frischkornmüsli oder gekeimt verzehrt. Die Mahlzeiten sollten grundsätzlich mit Rohkost begonnen werden. Gelegentliches Fasten oder Rohkosttage können die Vollwertkost in idealer Weise abrunden. Leichtere Beschwerden wie Verstopfung, Hautunreinheiten, Schlafstörungen, PMS-Beschwerden, Antriebsschwäche und andere können mit dieser Ernährung geheilt oder zumindest sehr positiv beeinflußt werden. Wer sich von Zivilisationskost auf Vollwertkost umstellt, erfährt ein deutlich verbessertes körperliches und geistiges Wohlbefinden und in vielen Fällen eine große seelische Erleichterung, da die destruktiven Energien der Fleischnahrung wegfallen und das Gewissen von einer schweren Bürde gegenüber den Tieren befreit wird.

Schweren ernährungsbedingten Krankheiten kann mit Vollwertkost vorgebeugt werden. Zur Heilung dieser Krankheiten sind aber in den meisten Fällen noch konsequentere Ernährungsmaßnahmen notwendig. Sogenannte Bagatellerkrankungen, wie z.B. Erkältungen, bleiben bei den meisten Vollwertköstlern auch aus. Überflüssige Pfunde werden langsam, dafür aber dauerhaft abgebaut.

Nicht zu unterschätzen ist bei dieser Form des gesundheitsbewußten Vegetarismus der positive Einfluß auf die Umwelt und der Beitrag zur Wiederherstellung einer humanen Behandlung der Tiere.

Ein großer Vorteil der Vollwertkost liegt in der relativ leichten Durchführbarkeit. Die Vollwertkost kann kulinarisch praktisch alles anbieten, was auch in der üblichen Zivilisationskost zu finden ist. Daher muß nicht übermäßig viel Disziplin aufgewendet werden, um ihre Richtlinien einzuhalten. Da viele Menschen dazu neigen, sich bei der Ernährung mit unnötig strengen und komplizierten Konzepten das Leben schwer zu machen, ist dies ein wirklich großer Pluspunkt der Vollwertkost gegenüber vielen anderen Ernährungssystemen.

Alle Naturvölker, die für ihre Langlebigkeit und überragende Gesundheit bekannt sind, ernähren sich so, wie es den Richtlinien der Vollwertkost entspricht. Allerdings muß festgehalten werden, daß diese Völker allesamt sehr maßvoll essen. Manche Vollwertköstler neigen dazu, der Nahrungsmenge überhaupt keine Bedeutung mehr beizumessen und sich mit den so gut schmeckenden Vollkornprodukten zu überessen. Das Überessen ist aber immer nachteilig, da es dem Körper Enzyme und vor allem feinstofliche Energien raubt.

■ **Vegan-Ernährung**

Auch zur Erzeugung von Eiern und Milchprodukten werden Tiere zum Teil unter unmenschlichen Bedingungen ausgebeutet. Daher verzichten viele Vegetarier konsequent auch auf Eier und Milchprodukte. Diese vollständig vegetarische Kost bezeichnet man als Vegan-Ernährung. Die Hauptmotivation der Veganer für ihre Lebensweise ist zumeist im ethischen Bereich zu finden. Zur Lebensweise des Veganers gehört deshalb auch meistens der Verzicht auf Zoo- oder Zirkusbesuche, Tiershows und die weitergehende Vermeidung von Artikeln, zu deren Entwicklung Tierversuche durchgeführt werden. Da jegliches tierische Eiweiß artfremd ist, ist die Vegan-Ernährung gesundheitlich noch vorteilhafter als die lacto-vegetarische Vollwertkost - vorausgesetzt, daß die Richtlinien der Vollwertkost befolgt werden. Viele gesundheitliche Störungen können nur bei konsequenter Vermeidung des tierischen Proteins abheilen, dies gilt besonders für den Bereich der Allergien und Hautkrankheiten.

Auch das Wohlbefinden, die geistige Klarheit und die Wirkung von Meditationsübungen können durch die Vegan-Ernährung nochmals gesteigert werden.

Will man von Vollwertkost auf Vegan-Ernährung umsteigen (außer bei schweren Krankheitsfällen, wo es am sinnvollsten ist, die Ernährung schrittweise zu verändern), reduziert man zuerst Eier und die eiweißreichen Milchprodukte wie Käse und Quark. Dann eliminiert man Milch, Joghurt und andere Sauermilchprodukte. Butter und Sahne können aus gesundheitlicher Sicht als die besten Milchprodukte bezeichnet werden, da sie kaum Eiweiß enthalten. Sie werden zuletzt gestrichen.

Die Vegan-Ernährung ist ein Zeugnis konsequent gelebten Mitgefühls mit unseren Freunden im Tierreich. Sie ist angesichts der Praktiken in der heutigen Tierhaltung aus ethischen und ökologischen Gründen eine große Hilfe auf dem Weg zu einem Leben in Harmonie mit der Schöpfung.

■ Lebendige Nahrung

Die natürlichste und vollkommenste Ernährung besteht aus lebendiger Rohkost: Obst, Gemüse, Samen aller Art, Keimlinge und als Zugabe Kräuter, Gewürze, kaltgepreßtes Öl und Honig.

Bei ernsthafteren Erkrankungen ist nur die reine Rohkost als ideale Heilnahrung geeignet. Viele kranke Menschen ernähren sich eine Zeitlang nur von Rohkost, bis die Heilung eingetreten ist. Wer aber die Rohkost zu seiner alleinigen Dauerernährung machen will, sollte nicht nur gesundheitliche Motive haben. Dies würde bei den meisten Menschen zu einer verkrampften Einstellung führen. Die einzige Gefahr der Rohkost liegt darin, daß man sie mit einer freundlosen und zwanghaften Geisteshaltung durchführt.

Die Motivation für diese Ernährungsform ist vielmehr der Wunsch nach völliger Harmonie mit den Schöpfungsgesetzen. Rohkost hilft uns, körperliche und feinstoffliche Energien voll für unsere geistige Entwicklung zu nutzen, da keine Energie durch unnötig große Verdauungsarbeit verlorengeht. Der Mensch verschafft sich mit lebendiger Nahrung die beste physische Grundlage dafür, ein Werkzeug der göttlichen Liebe zu werden, die durch ihn fließt (wobei die richtige Ernährung dafür natürlich nicht ausreicht). Abgerundet wird diese vollkommenste Art der Ernährung durch das Fasten. Der freiwillige Verzicht auf Nahrung ist für den Rohköstler leicht, so daß das Fasten zum Fest wird.

Zu Beginn einer hundertprozentigen Ernährung mit Rohkost können gewaltige Umstellungs- und Entgiftungsreaktionen im Körper ausgelöst werden. Schon deshalb ist es empfehlenswert, den Rohkostanteil in der Gesamtnahrung schrittweise zu erhöhen, bis die gekochte Nahrung völlig eliminiert ist. Aber auch bei diesem Vorgehen können Entgiftungssymptome auftreten, z.B. die folgenden: Veränderungen an Stuhl und Urin, Hautausschläge, starke Schleimbildung in Nase und Rachen, leichtes Schwindelgefühl.

Bald aber werden diese Symptome von Veränderungen abgelöst, die den neu erreichten überragenden Gesundheitszustand erkennen lassen:
- Reduzierung des Schlafbedürfnisses, Wegfall aller Schlafstörungen, Erwachen in körperlicher und geistiger Frische
- völlig reine Haut
- Wegfall aller Verdauungsbeschwerden
- Verschwinden aller unangenehmen Körpergerüche
- heller, geruchfreier Stuhl
- heller, geruchfreier Urin
- geringe Schweißbildung
- körperliche Ausdauer und Geschmeidigkeit
- geistige Frische, gute Konzentrationsfähigkeit
- erhöhte Sensibilität aller Sinne
- mäßiger Durst, Wohlgeschmack des Wassers
- bei Frauen: deutlicher Rückgang der Menstruationsblutung (ohne daß dies die Empfängnisfähigkeit beeinträchtigt!), Wegfall von PMS-Beschwerden.

■ Keimlinge und Jungpflanzen

Innerhalb der lebendigen Nahrung kommen den Keimlingen und jungen Grünpflanzen eine besondere Bedeutung zu. Gewöhnliche Früchte, Gemüse oder Samen sind im Rohzustand gute Lieferanten von Vital- und Nährstoffen und feinstofflicher Energie. Ihre SOEFs sind stark genug, um die Entropie stagnieren zu lassen.

Im ersten schnellen Wachstumsstadium von Samen und Jungpflanzen nimmt die SOEF-Energie aber gewaltig zu. Um der Pflanze das Wachstum zu ermöglichen, nehmen die SOEFs vermehrt kosmische Energie in sich auf und transformieren sie in Steuerungskraft für die Wachstumsprozesse. Gleichzeitig kommt es zu einer erheblichen Vermehrung der Vitalstoffe. Bei den Vitaminen liegt die Zunahme während der Keimung von Getreidekörnern zwischen 50 und 600 Prozent. Noch größer ist die Vermehrung von lebenden Makromolekülen.

Szekely bezeichnet Keimlinge und Jungpflanzen als „biogenic", ein Ausdruck, der sich schlecht ins Deutsche übersetzen läßt. Szekelys Erfahrungen mit 123.000 Patienten in seinem Zentrum in Mexiko haben ihn davon überzeugt, daß Biogenics eine besonders heilsame Wirkung auf den Organismus haben und Bestandteil der täglichen Nahrung sein sollten. Dies gilt sowohl für den Rohköstler wie auch für denjenigen, der sowohl Rohkost wie Gekochtes ißt.

Im Wachstum befinden sich die Pflanzen in einem transzendenten Zustand. Die Regenerations- und Ordnungsprozesse übertreffen die Entropie bei weitem. Somit sind Pflanzen im Wachstum die beste Nahrung, um unseren physischen Körper mit Vitalstoffen und unser feinstoffliches System mit geordneter Nullpunkt- Energie zu versorgen.

Zum Keimen eignen sich biologisch angebaute Getreidekörner, Hülsenfrüchte, Sonnenblumenkerne, Buchweizen, Kürbiskerne. Zur Aufzucht von jungen Grünfplanzen sind vor allem Buchweizen, Sonnenblumen und Weizen geeignet. Mehr über die praktischen Aspekte der Biogenics im folgenden Kapitel.

Kreative Rohkostküche

Aus rohen Lebensmitteln lassen sich auch ohne Erhitzung vielfältige kulinarische Genüsse zaubern. Voraussetzung ist eine gute Qualität der Ware. Öle, Honig, Nüsse, Getreide und andere Samen sowie alle Gewürze sollten ausschließlich im Naturkostladen bzw. Reformhaus gekauft werden. Diese Erzeugnisse sind in der handelsüblichen Qualität meistens äußerst minderwertig. Auch bei Obst und Gemüse sollten immer biologische Erzeugnisse bevorzugt werden.

■ Keimlinge

Das Ziehen von Keimlingen gehört zur täglichen Praxis in der gesundheitsbewußten Küche. Die Samen werden kurz gespült und ca. 6-12 Stunden eingeweicht. Als Gefäß eignen sich Einweckgläser oder Keimschalen aus Ton. Weniger geeignet sind Plastik- oder Porzellangefäße.

Nach der Einweichzeit wird das überschüssige Wasser abgegossen. Das Gefäß wird mit einem Tuch bedeckt. Morgens und abends werden die Samen mit Wasser gespült.

Die Keimdauer ist von der Sorte und der Jahreszeit abhängig. Im Sommer keimen die Samen deutlich schneller als in kälteren Perioden. Sonnenblumenkerne können schon nach 24 Stunden gut angekeimt sein, Getreidekeimlinge brauchen etwa zwei Tage. Alfalfa und Hülsenfrüchte haben die längsten Keimzeiten.

Die genaue Einhaltung bestimmter Zeiten ist nicht notwendig. Auch der persönliche Geschmack ist ein wichtiges Kritierium für die Keimdauer. So haben z.B. junge Sonnenblumenkeimlinge einen milden, ältere einen scharfen Geschmack.

Überschüssige Keimlinge bewahrt man in einem feuchten Tuch im Kühlschrank auf. Wenn man einmal zuviele Getreidekeimlinge hat, kann man sie zur Herstellung von Broten verwenden (siehe Rezeptteil).

■ **Junge Grünpflanzen**

Die Essener aßen regelmäßig Gräser und Blumen im Wachstumsstadium, wobei sie diese unmittelbar vor dem Verzehr ernteten. Dadurch führten sie sich ein Höchstmaß an Lebensenergie für ihre SOEFs zu.
In diesem Jahrhundert wurde diese Praxis von Szekely und Ann Wigmore wiederentdeckt. Ann Wigmore beobachtete, wie ihr Hausaffe immer wieder das Unkraut aus ihrem Blumenkasten pflückte und aß, wenn er krank war.
Da sie selbst große Gesundheitsprobleme hatte, begann sie, sich eine Zeitlang überwiegend von jungen Gräsern zu ernähren, was eine Wiederherstellung ihrer Gesundheit zur Folge hatte. Mit der Zeit entwickelte sie einige einfache Techniken, mit denen man sich mit bestem Grüngemüse aus dem eigenen Wohnzimmer versorgen kann.
Zur Anpflanzung von Weizengras, Buchweizen- und Sonnenblumengrün nimmt man ein Tablett oder einen tablettartigen Untersatz, den man mit 2 cm Erde füllt. Nach Möglichkeit sollte unbehandelte Blumenerde oder Walderde verwendet werden. Die Samen werden über Nacht eingeweicht und dann auf die Erde gegeben. Die Bewässerung der Erde erfolgt nach Bedarf, sie sollte stets feucht sein, ohne daß die Samen im Wasser stehen.
Die Gräser wachsen schneller, wenn man die Tabletts in den ersten beiden Tagen mit einer Plane verdunkelt. Dann sollte aber die Bedeckung entfernt werden, damit Licht an die Sprößlinge gelangt. Man plaziere die Gräser an einem hellen Ort, der aber durch intensive Sonneneinstrahlung nicht zu heiß werden sollte.

■ **Anwendung von Weizengrassaft**

Weizengras erntet man nach 10-14 Tagen, indem man es so tief wie möglich abschneidet. Das Gras hat einen so hohen Zellulosegehalt, daß es am sinnvollsten ist, es mit einer Beerenpresse zu entsaften. Im Gegensatz zu Früchten oder Gemüse gehen beim Saften von Weizengras keine wertvollen Vitalstoffe mit dem Trester verloren. Zu Beginn nimmt man nicht mehr als einen Eßlöffel Weizengrassaft zu sich. Es ist ratsam, den Saft einige Augenblicke im Mund zu „kauen", bevor man ihn schluckt. Dies führt übrigens auch zur schnelleren Abheilung von Zahnfleischentzündungen.

Mit der Zeit können die Mengen gesteigert werden, wobei mehr als 50 ml täglich kaum notwendig sind. Man nehme den Grassaft immer auf nüchternen Magen ein, um die volle Wirksamkeit zu erhalten. Wem der Geschmack anfangs zu stark ist, der kann Weizengrassaft mit einer beliebigen Menge Wasser verdünnen.

Grünkraut von Sonnenblumen und Buchweizen erntet man ab dem 7. Wachstumstag. Es eignet sich hervorragend für Salate und Rohkost-Suppen. Eine Entsaftung ist nicht zu empfehlen, da der Zellulosegehalt den anderer Gemüsesorten nicht übersteigt. Wichtig ist bei allen Gräsern und Grünkraut-Pflanzen, daß zwischen der Ernte und dem Verzehr möglichst wenig Zeit vergeht. Die übriggebliebene Erde wird mitsamt dem Wurzelgeflecht kompostiert. Nach wenigen Monaten erhält man eine sehr fruchtbare Kompost-Erde. Dabei ist zu beachten, daß dem Kompost keine Überreste von Früchten beigegeben werden.

ROHKOST-REZEPTE

■ REJUVELAC

Der von Ann Wigmore erfundene Rejuvelac ermöglicht eine Bereicherung des Rohkost-Speiseplans mit ausgefallenen Gerichten. Zur Herstellung dieser milchsauren Flüssigkeit gibt man angekeimte Weizenkörner mit der dreifachen Wassermenge in ein Gefäß, deckt dieses ab und läßt das Ganze 24 Stunden stehen. Den fertigen Rejuvelac gießt man ab. Er ist im Kühlschrank einige Tage haltbar. Die Körner können noch zwei weitere Male zur Herstellung benutzt werden.

Durch die Herauslösung von Enzymen aus den Getreidekeimlingen ist der fertige Rejuvelac eine enzymatisch sehr aktive Flüssigkeit. Er kann deshalb sehr gut zur Herstellung von fermentierten Rohkostspeisen, z.B. von Käse aus Nüssen und Samen verwendet werden.

Wenn Sie kein Rejuvelac zur Hand haben, können Sie in vielen Rezepten jedoch genausogut VitaPur verwenden, ein besonders enzymreiches und gesundes Getränk.

Rohkostsuppen

Mit einem guten Mixer lassen sich viele aromatische Suppen ohne Kochen herstellen. Die Variationsmöglichkeiten sind grenzenlos. Die folgenden Rezepte sollten als Anregung verstanden werden und müssen nicht haargenau eingehalten werden. Es ist zu empfehlen, zu einer Suppe ganze Keimlinge oder eingeweichte Algen zu geben, damit man etwas zum Kauen hat. Sonst besteht bei vielen Menschen die Tendenz, eine Suppe zu schnell hinunterzulöffeln.

■ **KICHERERBSENSUPPE**

1 Tasse gekeimte Kichererbsen
1-2 Tassen Alfalfakeimlinge
1 Apfel
1 TL Kräutersalz
1 Prise Cayenne-Pfeffer
Rejuvelac oder VitaPur, Menge nach gewünschter Konsistenz
Zunächst Kichererbsen mit Rejuvelac oder VitaPur pürieren, bei laufendem Mixer die anderen Zutaten dazugeben und kurz mixen.

■ ENERGIESUPPE

Rejuvelac oder VitaPur
1 Avocado
1 Tasse Sonnenblumen- oder Buchweizengrünkraut
1 Tomate
1 EL Sonnenblumenöl
Tamari, Currypulver und andere Gewürze nach Geschmack
Alle Zutaten im Mixer zu einer cremigen Konsistenz pürieren.

■ KÜRBISCREMESUPPE

Rejuvelac oder VitaPur
2 Tassen Kürbisfleisch
1 kleine Birne
1 EL Mandelmus (manche Hersteller bieten rohes Mandelmus an)
Curry, Tamari oder Meersalz
2 EL Sonnenblumenöl
Alle Zutaten außer dem Öl pürieren, letzteres bei laufendem Mixer dazugeben. Durch die Verbindung des Lezithins im Mandelmus mit dem Öl entsteht eine sämige Konsistenz. Auf diese Weise können mayonnaiseartige Saucen und Cremesuppen auch auf vegane Art hergestellt werden.

■ MAISCREMESUPPE

Frischer Mais von 2 Maiskolben
1 EL Mandelmus
1/2 Banane
1 TL Hefeflocken
Curry, Pfeffer, Kräutersalz
Rejuvelac oder VitaPur
2 EL Mandel- oder Sonnenblumenöl
Zubereitung wie bei der Kürbiscremesuppe

■ BORSCHT

2 Tassen Rote Beete, gerieben
1 große Avocado
1 kleiner Apfel
1/2 Tasse Sonnenblumenkeimlinge (3 Tage ausgekeimt)
Knoblauchpulver, Pfeffer, eventuell Ingwer
etwas Wasser
Alle Zutaten im Mixer pürieren.

■ DILLSUPPE

1 Salatgurke
1/2 Avocado
reichlich frischer Dill
2 EL Sonnenblumenkeimlinge (kurz angekeimt)
einige Cherry-Tomaten
Die Cherry-Tomaten halbieren, alle übrigen Zutaten im Mixer pürieren. Die Tomatenhälften in die fertige Suppe geben und mit etwas Dill garnieren.

■ TOMATENSUPPE

4-5 mittelgroße Tomaten
1 EL Mandelmus
1 TL Honig
1/2 TL Essig
1/2 TL Kräutersalz
1/4 TL Paprika
Oregano
Alle Zutaten bis auf den Oregano im Mixer pürieren. Die fertige Suppe in kleine Schälchen geben und etwas Oregano darübergeben.

Salate und deftige Spezialitäten

■ BUNTER KEIMLINGSALAT

je 1/2 Tasse Alfalfa-, Sonnenblumen- und Dinkelsprossen
ca. 1/3 Salatgurke, in Scheiben geschnitten
einige Blätter grüner Salat
1 großer Apfel, gewürfelt
2-3 Tomaten, geachtelt
1 Avocado
Diese Zutaten gut vermengen. Darüber gibt man:

2 EL Oliven- oder Sonnenblumenöl
1 EL Obstessig oder Kräuteressig
1-2 TL Schabziger Klee
1-2 TL Salatkräuter-Mischung
1 EL Tamari
Nochmals alles gut vermengen und mit Alfalfasprossen garnieren. Dieser Salat sieht auch sehr schön aus, wenn man ihn auf einer Platte in einem Alfalfasprossen-Ring anrichtet.

■ APFEL-KAROTTEN-SALAT

2 Tassen geriebene Karotten
2 Tassen geriebener Apfel
1/2 Tasse Walnußkerne
1/2 Tasse Sonnenblumenkeimlinge (kurz angekeimt)
etwas Mandel- oder Sonnenblumenöl
etwas Zitronensaft
1-2 TL Honig
Zimt
Alle Zutaten gut vermengen und mit etwas Zitronensaft beträufeln.

■ BROCCOLI MIT SESAM

3 große Broccoli-Stangen
Die Stengel fein raffeln, die Röschen in kleine Stücke schneiden.

Sauce:
1 Tasse Rejuvelac oder VitaPur
1 TL Senf
1 TL Gemüseextrakt oder Kräutersalz
1 TL Hefeflocken
1/2 Avocado
Im Mixer zu einer Sauce verarbeiten. Sauce über den Broccoli geben und mit über Nacht eingeweichten Sesamsamen bestreuen.

■ PIKANTER BIRNENSALAT

500 g reife Birnen
3 EL Korinthen, eingeweicht
2 EL Mandelmus
1/2 Tasse frisch gepreßter Orangensaft
2 EL Honig
1 EL Zitronensaft
Je 1 Messerspitze Nelken, Muskat, Kardamon
Frisch geriebener Ingwer nach Belieben
Birnen in Stifte oder Scheiben schneiden. Die übrigen Zutaten dazugeben und behutsam vermengen.

BLUMENKOHL MIT NUSS-SAUCE

1 mittelgroßer Blumenkohl
Mit einer Gemüsereibe grob zerkleinern.

Sauce:
3 EL Olivenöl
3 EL geriebene Walnüsse
Saft von 1/2 Zitrone
1 TL Honig
etwas Senf
Kräutersalz
Alle Zutaten der Sauce gut mischen und dem Blumenkohl beimengen.

APFELROTKOHL

1/2 Rotkohl fein gehobelt
1 Apfel in feine Streifen geschnitten
1 EL eingeweichte Rosinen
1 EL Sonnenblumenöl
1/4 TL Zimt
1 Messerspitze Nelkenpulver
Kräutersalz
Alle Zutaten gut vermischen.

LINSENSALAT

2 Tassen Linsensprossen
1 Birne, in Scheiben geschnitten
2 Karotten, gerieben
1-2 EL Öl nach Wahl
Saft von 1 Orange
1 TL Apfelessig
Zimt, Curry
Alle Zutaten vermischen. Mit 1 EL geriebenen Mandeln bestreuen.

■ ALFALFA-CANAPES

1-2 Endivien
250 g Alfalfasprossen
1 Tomate
1 Zitrone

Sauce:
1-2 Karotten gerieben
150 g Haselnüsse
etwas Zitronensaft, Pfeffer, Meersalz, Honig
Die Zutaten der Sauce vermischen und mit Wasser auf die gewünschte Konsistenz bringen. Endivienblätter auf einer Platte schön anrichten, die Sprossen mit der Sauce vermengen und auf die Blätter geben. Mit Tomaten und Zitronenschnitzen garnieren.

■ EINGELEGTE DILLGURKEN

ca. 1/4 Salatgurke
1/4 Tasse Wasser
2 EL Kräuteressig
1 TL Kräutersalz
1/2 TL Honig
einige frische Dillzweige
Das Wasser mit dem Essig vermischen und den Honig darin auflösen. Den feingehackten frischen Dill und das Kräutersalz darunterrühren. Die Gurke in hauchdünne Scheiben schneiden und in die Flüssigkeit geben. Alles in einem verschlossenem Glas aufbewahren. Je nach gewünschtem Geschmack können die Gurkenscheiben einige Tage bis Wochen aufbewahrt werden. Die Flüssigkeit kann mehrfach verwendet werden, dabei sollte jedoch frischer Dill und evtuell ein Schuß Essig nachgefüllt werden.

■ ESSENERBROT (GRUNDREZEPT)

Gekeimten Weizen zu einem Brei verarbeiten. Etwas frisch gemahlenes Vollkornmehl daruntermischen, bis ein fester Teig entsteht. Ein wenig Öl, eine Prise Meersalz und etwas Kreuzkümmel runden Geschmack und Konsistenz ab. Den Teig zu dünnen Fladen (nicht mehr als 1/2 cm dick) von 15-20 cm Durchmesser ausrollen. Im Ofen 3-4 Stunden bei 40-50 °C trocknen. Wenn die Ofentür einen Spalt offengelassen wird und dadurch der Dampf abziehen kann, wird das Brot nicht wämer als 40 °C. Es hat daher Rohkostqualität.
Dieses Rezept kann geschmacklich beliebig abgewandelt werden.

■ KRÄUTERBUTTER

1/2 Tasse Mandeln, ca. 5 Stunden eingeweicht
4 EL Öl
3 EL Wasser
1 TL Kräutersalz
1 TL Schabziger Klee
1/2 TL Dill
Die Mandeln gut abtropfen und fein mahlen. Die restlichen Zutaten zu den Mandeln geben und alles gut vermengen.

■ SAMENKÄSE (GRUNDREZEPT)

2 Tassen geriebene Sonnenblumenkerne
1-2 Tassen Rejuvelac oder VitaPur
Tamari, Pfeffer, Basilikum
*Sonnenblumenkerne mit Rejuvelac oder VitaPur pürieren und 24 Stunden stehenlassen. Überschüssige Flüssigkeit durch ein feines Sieb abdrücken. Den Samenkäse würzen und eventuell einige Stunden kaltstellen.
Dieses Rezept ist ebenfalls leicht varierbar. Man kann Samenkäse mit jeder beliebigen Nuß- oder Samenart herstellen. Auch das Würzen sollte nur nach Geschmack erfolgen.*

Anstelle von geriebenen Samen kann man auch angekeimte Sonnenblumenkerne mit Rejuvelac oder VitaPur mixen.

■ SAMENKÄSE-GUACOMOLE

2 Tassen Samenkäse
je 1/2 Tasse gewürfelte Zucchini, Tomaten, rote Paprika, Gurke
1 Tasse Alfalfasprossen
1 EL Olivenöl
2 EL frische Gartenkräuter
Meersalz, Pfeffer
Alle Zutaten gut vermischen.

■ NUSSKÄSE

1/2 Tasse Paranußmasse oder Mandelmasse
1/2 Tasse Hefeflocken
1/2 EL Öl
1/2 TL Curry
1/2 TL Kräutersalz
eine Prise Cayenne Pfeffer

Herstellung der Nußmasse:
1/2 Tasse Nüsse, fein gemahlen und
5 Stunden in 2 Tassen Wasser eingeweicht
1/2 Tasse Wasser
*Die gemahlenen Nüsse samt Einweichwasser und dem zusätzlichen Wasser im Mixer pürieren und durch ein Safttuch (Käsetuch) tropfen lassen. Am Ende das Tuch zusammenhalten und noch etwas Flüssigkeit herausdrücken. Im Tuch befindet sich eine körnige Nußmasse und die abgetropfte Flüssigkeit ist eine wohlschmeckende Nußmilch.
Die Nußmasse mit den restlichen Zutaten zu einer streichfähigen Masse zusammenmischen.*

■ SCHNITTKÄSE

1/2 Tasse Hefeflocken
1/4 Tasse Mandelmus
1/2 TL Kräutersalz
1/4 TL Paprika, edelsüß
1 MS Cayenne Pfeffer
knapp 1 TL Wasser

Die Hefeflocken mit den Gewürzen vermengen und das Mandelmus dazugeben. Mit einer Gabel alles gut vermischen und die Masse dann in die Hand nehmen und gut durchkneten, damit sich das Öl aus dem Mandelmus gleichmäßig mit den Hefeflocken vermengt. Etwas Wasser dazugeben und nochmals gut durchkneten. Den Käse zu einem Ball rollen und im Kühlschrank aufbewahren.

■ DEFTIGES KÜRBISKERNMUS

1 Tasse Kürbiskerne, eingeweicht
1 Tasse Sonnenblumenkerne, eingeweicht
Tamari, Knoblauchpulver, Pfeffer, Basilikum

Alle Zutaten in ein hohes Gefäß geben und mit dem Mixstab pürieren. Dieses Mus eignet sich hervorragend zur Anreicherung von Salaten, Suppen und als Brotaufstrich.

■ TOMATENPASTETE

2 Tomaten
1/2 Tasse Hefeflocken
1 TL Kräutersalz
1/2 TL Honig
1/2 TL Paprika, edelsüß
1/4 TL Senf
Oregano

Die Tomaten pürieren und mit den restlichen Zutaten zu einer streichfähigen Masse vermengen.

■ **AVOCADOAUFSTRICH**

1 Avocado
Zitronensaft
Kräutersalz
Pfeffer
Die Avocado mit der Gabel zerdrücken und mit den anderen Zutaten vermischen.

■ **GEFÜLLTE ZUCCHINI**

4 Zucchini
1 Tasse Kürbismus
4 Tomaten
Pizza-Gewürzmischung
Hefeflocken
Zucchini der Länge nach halbieren und leicht aushöhlen. Das Fruchtfleisch anderweitig verwenden. Die Zucchinihälften mit Kürbismus füllen und zerkleinerte Tomate daraufgeben. Mit Hefeflocken und Pizza-Gewürzmischung bestreuen und im Ofen bei 45-50°C ca. 30 Minuten wärmen.

■ **SUSHI**

4 große Nori-Blätter
1 Tasse Samenkäse
1 Tasse geriebene Karotten, gemischt mit eingeweichten,
in Streifen geschnittenen Algen und Zitronensaft
Die Nori-Blätter wenige Sekunden in Wasser einweichen. Mit Samenkäse und Karottenmischung belegen und zusammenrollen

MÜSLIS

Unter der Bezeichnung Müsli ist zur Zeit vieles im Handel, was mit gesunder Ernährung nicht mehr viel zu tun hat. Um ein wirklich gutes Rohkost-Müsli zu bekommen, vertraut man am besten auf die Eigenherstellung.

■ BUCHWEIZENMÜSLI

3-5 EL Buchweizen
2 EL gekeimter Buchweizen
1-2 Birnen, fein zerkleinert
Zimt, etwas Honig

Buchweizen schroten und über Nacht mit soviel Wasser einweichen, daß kein Wasser abgegossen werden muß. Am nächsten Tag den eingeweichten Schrot mit den übrigen Zutaten vermengen.

■ MANGOMÜSLI

1 Mango
2 Bananen
3 EL Dinkel
2 EL Sonnenblumenkeimlinge
reichlich Vanillepulver

Die Bananen mit der Hälfte des Mangofleischs, etwas Wasser und dem Vanillepulver pürieren. Den Dinkel schroten und dazugeben. Die andere Hälfte der Mango in Scheiben schneiden und darübergeben.

■ PFLAUMENMÜSLI

300 g Pflaumen
Saft von 1 Orange
3 EL geschrotetes, eingeweichtes Getreide nach Wahl
2 EL Sonnenblumenkeimlinge
Zimt, Honig

Die Hälfte der Pflaumen mit dem Orangensaft, Zimt und Honig pürieren. Die übrigen Pflaumen vierteln und mit den übrigen Zutaten in das Püree geben.

▪ PARADIESMÜSLI

2 Tassen frische Ananas
1 Tasse gemischte Keimlinge (Dinkel, Buchweizen, Sonnenblumenkerne)
2 Bananen
1/4 Tasse geriebene Mandeln
Vanille
1 Banane mit den Mandeln und etwas Wasser pürieren. Die andere Banane in feine Scheiben schneiden und mit den Keimlingen in das Püree geben. Mit Vanille abschmecken.

SÜSSPEISEN

▪ PFLAUMENKOMPOTT

ca. 18 Pflaumen
1 Tasse Rejuvelac oder VitaPur
1 EL Honig
etwas Zitronenschale
Zimt
4 Pflaumen mit Rejuvelac oder VitaPur, Zimt und Zitronenschale pürieren. Die übrigen Pflaumen halbieren und die Sauce darübergeben.

■ GEFRORENE BANANEN-KOKOSCREME

3-4 Bananen
150 g frisches Kokosfleisch
3-4 EL Honig
2 EL Zitronensaft
1-2 TL Vanillepulver, Zimt

Bananen in kleine Stücke schneiden und einige Stunden einfrieren. Mit den übrigen Zutaten pürieren und sofort servieren. Mit etwas Zimt und Kokosraspel garnieren.

■ ERFRISCHUNGSCREME

4 Bananen
Saft von 2 Zitronen oder 6 EL VitaPur
1 EL Honig

Alle Zutaten mit wenig Wasser pürieren. Mit frischem Obst der Jahreszeit servieren.

■ PFIRSICHCOCKTAIL

Saft von 4 Orangen
6 reife Pfirsiche
2 EL Zitronensaft

Alle Zutaten bei hoher Geschwindigkeit pürieren.

■ APFELKUCHEN

4 fertige Essenerbrote
(mit Zimt statt mit Kreuzkümmel gewürzt)

Belag:
6 Äpfel
4 EL eingeweichte Rosinen
2 EL gehackte Haselnüsse oder Mandeln
Honig, Zimt, Zitronensaft

Die Äpfel fein reiben und mit den übrigen Zutaten des Belags vermischen. Belag auf die Essenerbrote geben und eventuell 20 Minuten kaltstellen.

■ KAROTTENKUCHEN

1 Tasse Sonnenblumenkerne, gerieben
3/4 Tasse geriebene Karotten
1/2 Tasse Kokosraspel
1 EL Honig
Saft von 1/2 Zitrone
etwas Zitronenschale
Zutaten zu einer Masse verarbeiten und in eine Kuchenform geben. Diese auf einen Teller stürzen. Dieser Kuchen schmeckt hervorragend mit einer Creme aus pürierten Bananen, Vanille und Honig.

■ HEIDELBEERTORTE

Boden:
2 reife Bananen
1 1/4 Tassen geriebene Mandeln
1/2 TL Vanille
Bananen pürieren. Bei laufendem Mixer Mandeln und Vanille dazugeben. In eine Kuchenform geben.

Füllung:
4 Tassen Heidelbeeren
1/2 Tasse Datteln, eingeweicht in 1/4 Tasse Wasser
2 Bananen
2 TL Flohsamen
1 Tasse Blaubeeren mit Datteln, deren Einweichwasser, Flohsamen und Bananen zu einer cremigen Konsistenz mixen. Die übrigen Heidelbeeren dazugeben. Die Füllung in die Kuchenform auf den Boden geben und einige Stunden kaltstellen.

■ **HEIDELBEERKONFEKT**

1 1/2 Tassen Heidelbeeren
1 Tasse Honig
geriebene Mandeln
Kokosraspel

Heidelbeeren zerkleinern, mit gleicher Menge Honig mischen. Geriebene Mandeln dazugeben, bis eine feste Masse entsteht. Kleine Bällchen formen.

■ **KÄSEKUCHEN**

Boden:
100 g fein gemahlener Weizen
100 g Trockenpflaumen
100 g eingeweichte Feigen
150 g Mandeln oder Haselnüsse, gemahlen
1-2 TL Zimt
eventuell etwas Mandelmus

Pflaumen und Feigen pürieren und mit den übrigen Zutaten zu einem Teig kneten. Den Teig auf den Boden und Rand einer Springform ausbreiten und ca. 3 Stunden im Ofen trocknen lassen (Ofentür einen Spalt offen lassen, Temperatur auf 50 Grad einstellen.)

Füllung:
300 g Paranüsse, über Nacht eingeweicht
250 g Datteln, 2 Stunden in 3 Tassen Wasser eingeweicht
50 g Rosinen, eingeweicht
1 Apfel, gewürfelt
1 TL Bourbon Vanille

Die Paranüsse fein mahlen und im Mixer mit 1/4 Tasse Einweichwasser von den Datteln mixen. Die cremige Masse auf ein Tuch geben und die Flüssigkeit in einen Behälter abtropfen lassen. Die so gewonnene Paranußmilch schmeckt hervorragend und kann vielseitig verwendet werden. Die Nußmasse mit den Rosinen und Apfelstückchen vermengen. Die Datteln mit dem restlichen Einweichwasser pürieren und mit der Nußmasse vermischen. Die Masse auf den Boden geben. Kühl servieren.

■ VARIATION MIT ANDEREM BODEN (PALATSCHINKEN)

200 g fein gemahlener Weizen
50 g Mandeln, fein gemahlen
1-2 TL Zimt
1/2 TL Bourbon Vanille

Die Zutaten gut vermischen und soviel Wasser zugeben, daß man einen knetbaren Teig erhält. Den Teig in kleine Kugeln teilen und jede Kugel zu einem dünnen Fladen ausrollen. Die Fladen ca. zwei Stunden im Ofen bei 50°C trocknen lassen. Auf die getrockneten Fladen gibt man die Füllung (siehe oben) und rollt sie dann zu der Form eines Palatschinkens zusammen.

Vanillesoße:

ca. 400 ml Paranußmilch mit sechs eingeweichten Datteln, zwei Bananen und Bourbon Vanille im Mixer pürieren.

7
DAS WUNDER DES FASTENS

„Beten bringt den Menschen den halben Weg zu Gott, aber Fasten führt ihn bis vor die Tore des Himmels."
MOHAMMED

Fasten vervollkommnet eine natürliche Ernährung. Der freiwillige Nahrungsverzicht hat nichts mit Hungern zu tun. Zum richtigen Fasten ist eine gesunde Motivation notwendig. Vom therapeutischen Fasten abgesehen, das bei vielen ernährungsbedingten Krankheiten die Heilung erheblich beschleunigen und vereinfachen kann, sollte eine Fastenkur vor allem eine Zeit der geistigen Erneuerung sein. Alle Religionen empfehlen das Fasten als eine Maßnahme zur Ausrichtung auf den tieferen Sinn des Lebens.

Die tiefgreifenden Veränderungen, die während des Fastens eintreten und auf Körper und Geist heilsam wirken, lassen sich im Wesentlichen auf drei Wirkungen des Nahrungsverzichts zurückführen:

1 ⎯ Während des Fastens lebt der Körper von seinen Fettreserven. Da im Körperfett viele Giftstoffe gespeichert werden, können diese beim Abbau des Körperfetts ausgeschieden werden. Schädliche Stoffwechselprodukte und Umweltgifte aller Art können so durch das Fasten eliminiert werden.

2 ⎯ Sowohl Enzyme wie auch Energie aus dem Ätherkörper, die normalerweise für die Verdauung und Assimilation der Nahrung gebraucht werden, können während des Fastens für andere Prozesse, vor allem Heilungsvorgänge, eingesetzt werden. Durch Meditation kann man die freigesetzte feinstoffliche Energie gezielt für eine geistig-seelische Erneuerung nutzen.

3 ⎯ Die innere Abhängigkeit von den täglichen Mahlzeiten wird zumindest für einen gewissen Zeitraum überwunden. Dadurch können viele unbewußte Neurosen, die mit dem Essen verbunden sind, geheilt werden.

■ Wie man fasten sollte

Wer keine ausreichende Erfahrung mit Fastenkuren hat, sollte einige Regeln beachten. Die wohl wichtigste dieser Regeln lautet, daß man vor und vor allem nach dem Fsten nur hochwertige Nahrung in angemessenen Mengen zu sich nimmt. Das Fasten mit einem Festmahl als Belohnung zu beenden, hat schon vielen Menschen einen unfreiwilligen Krankenhausaufenthalt beschert. Vor dem Fasten ißt man am besten einige Tage nur Rohkost und eventuell etwas gekochtes Gemüse und Getreide. Das Fastenbrechen erfolgt mit frischem Obst. Ein bis zwei Tage nimmt man nur Obst (keine Trockenfrüchte) zu sich, dann kann man rohes Gemüse und Keimlinge dazunehmen. Auf starkes Würzen und mehrgängige Mahlzeiten verzichtet man besser für mindestens eine Woche nach Beendigung des Fastens.

Während des Fastens nimmt man genügend Flüssigkeit in Form von Wasser, frisch gepreßten Säften, Kräutertee und VitaPur zu sich. Reines Wasserfasten ist nur erfahrenen Fastern zu empfehlen. Die Trinkmenge richtet sich nach dem Durst und nach der Farbe des Urins. Wird dieser dunkel, sollte getrunken werden.

Bei Säften ist darauf zu achten, daß man sie langsam zu sich nimmt, wie eine Mahlzeit, und einen Schluck Saft „kaut", bevor man ihn herunterschluckt. Natürlich sind nur frisch gepreßte Säfte geeignet; handelsübliche Säfte aus der Flasche sind immer pasteurisiert und daher wertlos. VitaPur hingegen ist lebendig und sehr zu empfehlen.

Eine regelmäßige Reinigung des Darms ist beim Fasten äußerst wichtig. Die beste Methode hierfür ist ein Einlauf mit einem Klistiergerät, der einmal täglich durchgeführt wird. Bei Fastenkuren von mehr als zehn Tagen kann die Häufigkeit der Einläufe nach zehn Tagen auf jeden zweiten Tag reduziert werden.

Die Fastendauer sollte ganz nach individuellen Gesichtspunkten gestaltet werden. Ein Heilfasten bei chronischen Krankheiten sollte mindestens acht Tage dauern. Im allgemeinen reicht eine Fastendauer von zwei Wochen aus, um den gewünschten therapeutischen Erfolg zu erhalten. Für solches Heilfasten ist die Verwendung von frischem Weizengrassaft zusätzlich zu Wasser, VitaPur und Fruchtsäften zu empfehlen. Zu Beginn wird der Weizengrassaft dreimal täglich verabreicht, nicht mehr als ein Teelöffel.

Neben längeren Fastenzeiten, die man bei guter Ernährung mühelos zwei- bis viermal im Jahr einschalten kann, ist ein regelmäßig durchgeführter Fastentag sehr zu empfehlen. Ein Fastentag pro Woche ist eine immense Hilfe für die körperliche Regeneration und die geistig-seelische Entfaltung des Menschen. Bei einzelnen Fastentagen sind keine Einläufe notwendig. Der wöchentliche Fastentag wird neben vielen anderen guten Wirkungen auch sehr dazu beitragen, daß sich der Geschmack an natürlicher Nahrung verbessert und generell die Freude an gesunden Lebensgewohnheiten verstärkt wird.

8
Ernährung für Mutter und Kind

Die zukünftige Mutter sollte nach Möglichkeit bereits mehrere Monate vor der Empfängnis damit beginnen, ihren Körper durch natürliche Nahrung auf die Schwangerschaft vorzubereiten. Während der Schwangerschaft oder kurz davor kann problemlos eine Umstellung auf vegane Vollwertkost erfolgen, nicht aber auf reine Rohkost, da die einsetzenden Entgiftungsreaktionen dem Kind schaden könnten. Auf keinen Fall darf sich die schwangere Frau zum Essen zwingen, um Gewicht zuzulegen. Die gesunde Entwicklung des Kindes hängt keinesfalls von einer permanenten Gewichtszunahme während der Schwangerschaft ab. Zu Beginn ist sogar ein leichter Gewichtsverlust völlig normal.

Zu den Richtlinien für gesunde Ernährung gehören in der Schwangerschaft besonders ein hoher Rohkostanteil und der Verzicht auf tierisches Eiweiß. Heutzutage kommen bereits viele Kinder mit Krankheiten zur Welt, die durch tierisches Eiweiß hervorgerufen werden und die sich durch vegane Ernährung in der Schwangerschaft mit Sicherheit verhüten lassen. Die üblichen Empfehlungen, nach denen die schwangere Frau besonders reichlich Milchprodukte konsumieren soll, beruhen ausschließlich auf theoretischen Bedenken gegenüber der Vegan-Ernährung, nicht auf praktischen Beobachtungen.

Dr. Michael Klaper, der in seiner jahrzehntelangen ärztlichen Tätigkeit Hunderte von Schwangerschaften und Geburten begleitet hat, konnte aus seinen praktischen Beobachtungen eindeutig schließen, daß eine Frau, die sich in der Schwangerschaft vegan ernährt, grundsätzlich eine schmerzfreiere und komplikationslosere Geburt erlebt. Wird die vegane Ernährung auch in der Stillzeit durchgeführt und der Säugling lange genug gestillt, so können Allergien, Neurodermitis, Asthma, Mittelohrentzündungen und Bronchitis mit fast hundertprozentiger

Sicherheit vorgebeugt werden. [20] Keimlinge sind ein besonders wertvolles Nahrungsmittel für die werdende Mutter. Aufgrund ihres eigenen schnellen Wachstums liefern sie dem entstehenden Kind mehr SOEF-Energie als jede andere Nahrung. Den wechselnden Geschmacksbedürfnissen in der Schwangerschaft sollte nachgekommen werden. Sie entspringen nicht etwa, wie vielfach angenommen, einer Launenhaftigkeit, sondern den sich ständig ändernden Bedürfnissen an Vital- und Nährstoffen. Natürlich sollten solche Gelüste nur mit hochwertigen Lebensmitteln befriedigt werden.

Neben der Einhaltung der Richtlinien für eine gesunde Ernährung ist die Vermeidung von Genußmitteln wie Nikotin, Alkohol, Kaffee, Schwarztee sowie unnötigen Medikamenten von großer Bedeutung für die Gesundheit des Kindes. Auch für den Geburtsvorgang ist eine sorgsame Beachtung der Naturgesetze ratsam. Allen Eltern, die sich auf die Geburt ihres Kindes vorbereiten, sei das Buch von Leboyer „Der sanfte Weg ins Leben" empfohlen.

Durch Kontakt mit der Natur, sanfte Musik, inspirierende Lektüre und Meditation kann sich die Frau auch in geistiger Hinsicht ideal auf Geburt und Mutterschaft vorbereiten.

■ Die richtige Ernährung des Säuglings

Muttermilch ist das einzige Lebensmittel, welches für den menschlichen Säugling von Natur aus vorgesehen ist. Die Qualität der Muttermilch hängt natürlich ganz wesentlich von der Ernährung der Mutter ab. Während der Stillzeit sollten Fleisch- und Milchprodukte ganz gemieden werden, da sonst selbst bei gestillten Säuglingen Störungen im Immunsystem möglich sind, die zu Allergien und Neurodermitis führen können. [21] Um unnötige Belastungen der Muttermilch mit Schadstoffen zu vermeiden, sollte die stillende Mutter vorwiegend biologisch angebaute Lebensmittel zu sich nehmen.

Wenn genügend Muttermilch vorhanden ist, beginnt die Zufütterung mit anderen Lebensmitteln nach etwa sechs Monaten, ansonsten entsprechend früher. Zugefüttert werden frische Früchte wie Apfel, Birne, Banane, Mango, Papaya, Kirschen, Beeren aller Art und andere süße Früchte. Als frisches Gemüse kommen Avocado sowie mildes rohes Gemüse und Keimlinge, vorzugsweise gekeimtes Getreide und Sonnenblumenkerne, in Frage. Alle drei bis vier Tage kann ein neues Lebensmittel hinzugenommen werden. Wenn der Säugling eine bestimmte Frucht- oder Gemüsesorte ablehnt, sollte man ihm diese für eine Weile nicht mehr anbieten. Erst nach einigen Monaten ist es sinnvoll, Mischungen aus verschiedenen Lebensmitteln zuzubereiten. Die notwendige breiige Konsistenz erreicht man durch Vorkauen oder Pürieren. Zu Beginn kann man die Breie handwarm erwärmen (nicht über 40°C), um dem Kind die Umstellung von körperwarmer Muttermilch auf Rohkost zu erleichtern.

Wenn nach 12-18 Monaten abgestillt wird, besteht die ideale Nahrung des Kleinkindes aus rohen Früchten, Gemüse, Keimlingen, Nüssen und Samen. Sollte das Kind irgendwann auch anderes essen wollen, so ist auf die Einhaltung der Vollwertkostrichtlinien zu achten. Tierisches Eiweiß und Fabriknahrungsmittel werden in der gesunden Kindesernährung am besten völlig gemieden.

Die lebendige Pflanzennahrung enthält alles, was das Kind zum gesunden Wachstum braucht. Bei abwechslungsreicher Gestaltung der Ernährung sind Mangelerscheinungen ausgeschlossen. Ein auf diese Weise ernährtes Kind wird nicht so schnell wachsen wie seine Altersgenossen, was kein Nachteil, sondern ein großer Vorteil ist.

Die Tendenz der Kinder in der zivilisierten Welt zu immer schnellerem Wachstum, einer immer früher einsetzenden Pubertät und steigender Körpergröße ist sehr bedenklich. Dieses übermäßig schnelle Wachstum ist zu einem erheblichen Teil auf den massiven Konsum von Milchprodukten zurückzuführen. Da ein Kalb sehr schnell wachsen muß, um bei Gefahr in der Herde mitlaufen zu können, enthält die Kuhmilch diverse wachstumsfördernde Substanzen, die aber dem jungen Menschen, der viel langsamer wachsen und reifen sollte als das Kalb, schaden können. Ein zu schnelles Wachstum der Röhrenknochen bewirkt eine unausgeglichene Entwicklung, denn Herz-Kreislaufsystem und innere Organe können dieses Tempo nicht mithalten. In unserer Leistungsgesellschaft hat sich leider das Leistungsdenken auch auf die Entwicklung der Kinder gerichtet, so daß es gerne gesehen wird, wenn die lieben Kleinen schnell „groß und stark" werden. Doch die Gesundheit bleibt dabei allzuoft auf der Strecke. Gesundheit kann eben nicht in Zentimetern gemessen werden.

Auch psychische Probleme sind mit der beschleunigten Entwicklung des Kindes verbunden. Immer früher setzt bei Kindern die Pubertät ein. Die Bewältigung der damit verbundenen Veränderungen und Probleme überfordert die Kinder in zunehmendem Maße, einfach weil das Seelenleben des Kindes nicht so schnell wachsen kann wie der Körper.

Natürlich ernährte Kinder sind zumeist schon bei der Geburt kleiner und haben weniger feste Knochen als dies allgemein üblich ist. Damit werden schon viele Komplikationen bei der Geburt, die durch zu feste Knochen des Kindes hervorgerufen werden, verhütet. Wächst ein Kind mit veganer Kost und viel Rohkost auf, so erhält es die Grundlage für eine harmonische Entwicklung, wobei körperliches Wachstum und geistige Reife Hand in Hand gehen.

■ Muttermilch oder Fertignahrung?

In jüngster Zeit liest man vermehrt von Warnungen vor Muttermilch, da diese angeblich so stark mit Schadstoffen kontaminiert sei, daß die Mütter besser auf fertige Babynahrung zurückgreifen sollten. Hinter solchen sehr wissenschaftlich klingenden Meldungen verbirgt sich zumeist einer der Großkonzerne, die den Markt mit ihrer Babynahrung überfluten.

Natürlich ist die Belastung der Muttermilch mit Umweltgiften ein ernstes Problem. Die stillende Mutter kann aber auf die Zusammensetzung ihrer Milch erheblichen Einfluß ausüben, denn der allergrößte Teil der Schadstoffe gelangt mit der Nahrung in ihren Körper. In einer aufsehenerregenden Studie des „New England Journal of Medicine" wurde nachgewiesen, daß die Muttermilch von Frauen, die sich vegan ernähren, 35 mal geringer mit Schadstoffen belastet ist als bei der Durchschnittsfrau. [22] Bei 99 % der amerikanischen Mütter kann DDT in der Muttermilch nachgewiesen werden, aber nur bei 8 % der vegetarisch lebenden Mütter findet sich DDT in der Milch.

Im übrigen ist Muttermilch natürlich nicht das einzige Lebensmittel, welches durch die Umweltverschmutzung beeinträchtigt wird. Die Milch von Kühen, die Grundlage für die übliche Babynahrung aus der Dose, ist mindestens genauso mit Umweltgiften kontaminiert wie menschliche Muttermilch. Bei Milch aus der Massentierhaltung kommen noch diverse Medikamente hinzu, die ebenfalls in der Milch nachweisbar sind. Alle Empfehlungen, fertige Babynahrung anstelle von Muttermilch zu verwenden, sind von Wirtschaftsinteressen motiviert und haben mit der gesunden Ernährung des Kindes herzlich wenig zu tun. Sowohl die zum größten Teil aus Milchpulver und Zucker bestehende Pulvernahrung wie auch die Babynahrung aus der Dose sind sterile Vollkonserven, die weder LM noch SOEF-Energie enthalten. Außer einigen zugesetzten synthetischen Vitaminen und Mineralien enthalten diese Konserven auch keinerlei verwertbare Vitalstoffe. All dies wirkt sich verheerend auf die Gesundheit und Entwicklung des Kindes aus. Der plötzliche Kindstod (Sudden Infant Death) tritt bei Flaschenkindern doppelt so häufig auf wie bei gestillten Kindern. Die Wahrscheinlichkeit, an Neurodermitis, Allergien, Asthma oder chronischer Mittelohrentzündung zu erkranken, ist bei einem Flaschenkind um ein Mehrfaches größer als bei einem gestillten Kind. Der IQ von gestillten Kindern ist nach einer 1992 im „Lancet" veröffentlichten Studie im Durchschnitt um 8,3 Punkte höher als bei Flaschenkindern. Muttermilch ist ein Segen der Natur für das neue Leben. Sie kann nicht durch Konservennahrung ersetzt werden, ohne daß dies zu Folgeschäden führt.

Auch der neue Trend bei Herstellern von Babynahrung, Vollkorngetreide und Bio-Milch als Zutaten für ihre Produkte zu verwenden, ändert nichts an deren Wertlosigkeit. Bei sterilen Konserven mit hohem

Zuckeranteil macht es praktisch keinen Unterschied, ob die Milch nun von gesunden Kühen stammt oder nicht oder ob Vollkorn- bzw. Auszugsmehl verwendet wurde. Auch die beste fertige Babynahrung ist noch lange nicht so gut wie die schlechteste Muttermilch. Der Unterschied zwischen einem Milchbrei mit Bio-Milch und einem normalen Milchbrei ist etwa so groß wie der Unterschied zwischen einem Sturz aus dem dreißigsten oder dem zweiunddreißigsten Stockwerk eines Hochhauses.

■ **Fluoride und Vitamin D**

Fluoride sind Breitbandenzymgifte, die bei vergleichbarer Dosierung 2,5 mal giftiger wirken als Arsen. Fluoridgaben an Kleinkinder verzögern die Zahnbildung, deshalb tritt Karies erst später auf. Daher kann es statistisch auf den ersten Blick so aussehen, als würden die Fluoride Karies verhüten, aber der einzige Grund dafür ist eben der, daß die Kinder, die Fluoride erhalten, ihre Zähne später bekommen. Sind diese erst einmal da, werden sie genauso von Karies befallen wie die Zähne anderer Kinder. Karies ist eine ausschließlich ernährungsbedingte Krankheit, die bei zuckerfreier, vollwertiger Ernährung nicht auftritt. [16]

Nur durch richtige Ernährung kann man eine wirkliche Kariesprophylaxe bewirken. Annähernd 100 % der Kinder, die Zucker essen, bekommen noch vor ihrem 10. Lebensjahr Karies, trotz aller Fluortabletten und fluorhaltigen Zahncremes. In Bevölkerungsgruppen, in denen kein Zucker gegessen wird, gibt es dagegen keinen Kariesbefall, auch ohne Zahncremes und Fluortabletten. [3]

Fluoride sind hochgiftig und können im Organismus viele Schäden verursachen. Fluormedikamente und fluoridhaltige Zahncremes haben ihren Ursprung in Wirtschaftsinteressen und sollten mit Rücksicht auf die Gesundheit des Kindes unbedingt vermieden werden. Die unglaublichen Machenschaften, die sich hinter der Anpreisung von Fluoriden verbergen, hat Dr. Bruker in seinem Buch „Vorsicht Fluor" (emu-Verlag) aufgezeigt. In Naturkostläden, Reformhäusern und Naturkosmetikgeschäften erhält man fluorfreie Zahncreme, aber bei entsprechender Ernährung ist Zähneputzen aus gesundheitlicher Sicht gar nicht notwendig.

Vitamin D bildet sich beim Säugling durch die Einstrahlung von Sonnenlicht auf die Haut. Dabei sind keine Sonnenbäder notwendig; das gewöhnliche Tageslicht auf das Gesicht ist ausreichend. Wären Vitamin-D-Präparate für Säuglinge und Kleinkinder wirklich notwendig, so müßte die Menschheit bis zu deren Erfindung ja längst ausgestorben sein. Vitamin-D-Mangel bei Kindern ist unseren Kinderärzten nur aus islamischen Bevölkerungskreisen bekannt. Manche strenggläubige Moslems packen bereits ihre Babys in Schleier ein, so daß kein Sonnenlicht an ihre Haut gelangt. Dies kann zu Vitamin-D-Mangel führen. Solange aber der Säugling genügend Tageslicht bekommt, tritt ein derartiger Mangel nicht auf. [21,22]

Das in Präparaten enthaltene Vitamin D2 unterscheidet sich vom natürlichen Vitamin D3 durch eine Seitenkette in der Molekülstruktur. Das künstliche Vitamin D2 ist für den Organismus artfremd, wodurch Stoffwechselstörungen hervorgerufen werden können. Außerdem hat das künstliche Vitamin D nicht die gleiche antirachitische Wirkung wie natürliches Vitamin D. Auf Vitamin-D-Präparate beim Säugling und Kleinkind sollte man aus diesen Gründen besser verzichten.

■ **Was unsere Kinder brauchen**

Als im Jahre 1967 in einer Sommernacht in New York der Strom ausfiel und die Stadt schlagartig in Dunkelheit gehüllt war, blickten zwei zwölfjährige New Yorker Kinder nach oben und bekamen große Angst. Nicht etwa die Dunkelheit erschreckte sie, sondern die seltsamen funkelnden Punkte am Himmel. Zum erstenmal in ihrem Leben nahmen diese Kinder wahr, daß es am Himmel Sterne gibt. Sie hatten jedoch damals keine Ahnung, was von dort oben herunterfunkelte.

Chicago liegt am Lake Michigan, einem der größten Binnenseen der Welt. Ein dreizehnjähriges Mädchen hatte dort ihr ganzes Leben lang in der Nähe eines Krankenhauses gelebt, ungefähr einen Kilometer vom Lake Michigan entfernt. Ihr Arzt, der sie in diesem Krankenhaus betreute, fragte sie einmal, ob sie sich denn schon kräftig genug fühle, um bald eine Bootsfahrt auf dem See zu machen. Da fragte sie erstaunt, welchen See er denn meine.

Dieses Mädchen besuchte die örtliche High School und wurde in Mathematik, Physik, englischer Grammatik, Geschichte und ähnlichem unterrichtet. Wahrscheinlich kannte sie den Inhalt etlicher Fernsehprogramme, die Liedertexte ihrer bevorzugten Popgruppe und die Preise für die amerikanischen Grundnahrungsmittel Hamburger, Eis, Cola und Kartoffelchips. Aber sie wußte bis zu ihrem dreizehnten Lebensjahr nichts von der Existenz des riesigen Lake Michigan, eines wahren Naturspektakels, der sich nur ein paar Häuserblocks von ihrem Zuhause befand.

Auch die beiden New Yorker Jungen waren wahrscheinlich bestens über die Ergebnisse der laufenden Baseball-Saison informiert. Vielleicht sahen sie im Fernsehen auch jede Woche ein paar Dutzend Leichen. Aber das Licht, das uns die Sterne seit Anbeginn der Menschheit auf die Erde schicken, erschreckte sie zu Tode, weil sie es nicht kannten.

Dies mögen extreme Beispiele sein, aber sie spiegeln ein großes Problem unserer Zeit wider: Die mangelnde Beziehung der Kinder zur Natur und damit zum Leben selbst. Kinder werden in den Schulen mit zusammenhanglosem Wissen vollgepumpt, das ihnen kein Verständnis über die tieferen Aspekte des Lebens gibt. Sie werden von klein auf von ganzen Industrien der Konsum- und Unterhaltungsindustrie als Kunden erfaßt und mit raffinierter Werbung bearbeitet.

Das gefühlserstickende materialistisch-mechanistische Weltbild und das konkurrenzbetonte Leistungsdenken der Gesellschaft geht schon in den ersten Schuljahren nahtlos auf die heranwachsende Generation über. Besteht dann die Freizeit noch überwiegend aus den Angeboten der Unterhaltungsindustrie und die Nahrung aus Tier- und Fabrikprodukten, so sind die Weichen für ein Leben ohne seelische Entfaltung und innere Verbundenheit mit der Schöpfung gestellt. Die wachsende Anzahl jugendlicher Alkoholiker und Tablettensüchtiger, die immer extremeren Formen der Unterhaltung und Sinnesbetäubung durch Fernsehen, Videospiele und aggressive Musik sind vergebliche Versuche der jungen Menschen, der inneren Leere, die ein solches Leben mit sich bringt, zu entfliehen. Dabei zerrütten sie ihre Gesundheit und ihre Psyche und entfremden sich noch weiter von der einfachen Schönheit des Lebens in Harmonie mit anderen Lebensformen. Es mögen noch so viele Gesetze und Verordnungen für den Jugendschutz erlassen werden - solange wir in den jungen Mensch nicht tiefe Achtung und Liebe zum Leben und allen Lebensformen erwecken, wird sich an diesen Problemen wenig ändern.

Man kann aber nicht etwas achten und lieben, was man gar nicht kennt. Ein intensiver Kontakt mit der Natur und ein bewußter Austausch mit Pflanzen, Tieren und natürlich auch mit Menschen sollte daher unbedingt zum Leben eines Kindes gehören. Es liegt in unseren Händen, kommenden Generationen eine positive Einstellung zum Leben zu vermitteln, die auf Respekt und nicht auf dem Streben nach dem größtmöglichen Profit beruht. Eine gefühlte und gelebte innere Verbundenheit mit allem Leben im Herzen eines Kindes ist weitaus wichtiger als alle akademischen Ausbildungen. Hierin liegt der Schlüssel für ein glückliches und konstruktives Leben, sowohl für das einzelne Kind als auch für die Generationen der Zukunft allgemein.

TEIL 5

Die Rückkehr zur Einheit

„Die Menschen sind immerzu auf der Suche nach dem 'gewissen Etwas', das ihnen vollständiges Glück und Zufriedenheit gibt. Für diejenigen, die Gott gesucht und gefunden haben, ist die Suche vorbei. Er ist das 'gewisse Etwas'."

YOGANANDA

Seit Anbeginn ihrer Existenz sucht die Menschheit nach Freude und einem erfüllten Leben. Im 20. Jahrhundert haben sich zumindest für die Bewohner der westlich-industrialisierten Staaten ungeahnte Möglichkeiten hierfür eröffnet. Da das Überleben nicht mehr hart erkämpft werden muß, können wir uns mehr der Gestaltung eines wirklich glücklichen Lebens widmen. Die Frage ist nun, wie stellen wir dies am besten an?

Eigentlich scheint die Antwort auf der Hand zu liegen: Wir müssen einfach versuchen, unser Leben mit dem Maximum von Dingen zu füllen, die uns Spaß machen, uns unterhalten, uns Anerkennung verschaffen etc. Und so suchen ja auch fast alle Menschen heutzutage das Glück in Unterhaltung, Konsum, Prestige, beruflichem Erfolg, in Ablenkungen und Genüssen aller Art. Wäre diese Methode erfolgreich, so müßten wir ja eigentlich die glücklichste menschliche Gesellschaft sein, die es je gegeben hat. Man muß kein Pessimist sein, um zu erkennen, daß dies ganz offensichtlich nicht der Fall ist. Trotz aller Möglichkeiten der Unterhaltung und des Konsums sind die Menschen heutzutage keineswegs glücklicher, ausgeglichener und reifer als früher. Die zunehmende Anzahl an Suchtkranken, die Flucht von Jugendlichen in Alkohol, Drogen oder gewalttätige Randgruppen, die unzähligen gescheiterten

Ehen, Kindesmißbrauch, die Zerstörung der Umwelt, die einem Selbstmord auf Raten gleichkommt, all dies sind Produkte einer Gesellschaft von Menschen, die zwar viel Zeit und Geld in ihre Vergnügungen investieren, aber innerlich leer und unzufrieden sind. In 150 Jahren industrieller Revolution haben wir Menschen es geschafft, das Ökosystem Erde an den Rand des Kollaps zu bringen. Glückliche Menschen müßten nicht blindwütig natürliche Ressourcen ausbeuten, um Konsumgüter herzustellen, die niemand braucht. Immer mehr Menschen betäuben ihre Sinne derart mit Alkohol und Drogen, daß sie in den Teufelskreis der Sucht geraten. Glückliche Menschen müßten dies nicht tun. Eine Gesellschaft glücklicher, ausgeglichener Menschen würde in Frieden miteinander und mit der Natur leben und für Gerechtigkeit und allgemeines Wohlergehen sorgen. Diesem Ideal sind wir mit all den Neuerungen des Technik-Zeitalters und all den Möglichkeiten des Konsums und der Unterhaltung kein Stück nähergekommen. Nun stellt sich natürlich die Frage, wie dies möglicherweise geändert werden kann. Ist es vielleicht doch möglich für den Menschen, in einem Zustand von anhaltender, durch nichts zu trübender Freude zu leben?

■ **Das wahre Selbst des Menschen**

„Ich glaube, daß wir einen Funken jenes ewigen Lichts in uns tragen, das im Grunde des Seins leuchten muß und das unsere schwachen Sinne nur von Ferne ahnen können. Diesen Funken in uns zur Flamme werden zu lassen, ist unsere höchste Pflicht."

JOHANN WOLFGANG VON GOETHE

Der Grund für die Unzufriedenheit eines Menschen, der doch scheinbar „alles hat", ist sehr einfach. Alle äußeren Umstände, mit denen wir unser Leben angenehmer gestalten wollen, wie eine schöne Wohnung, Erfolg im Beruf, unterhaltsame Freizeitbeschäftigungen, Genußmittel und

Ablenkungen aller Art, erzielen immer nur begrenzte Wirkungen. Sie wirken nämlich nur auf begrenzte Teile unseres Wesens. Ein gutes Essen befriedigt den Körper, ein interessanter Film unterhält den Verstand, Erfolg schmeichelt dem Ego. Und praktisch alle Dinge, in denen wir Menschen Freude suchen, wirken für eine gewisse Zeit auf die Emotionen ein.

Doch all diese Wirkungen verfliegen wieder aus einem sehr einfachen Grund: Wir sind nicht der Körper, die Sinne, der Verstand, das Ego oder die Emotionen. Diese Teile unseres Wesens ändern sich im Laufe eines Lebens drastisch. Erinnern Sie sich noch daran, wie Ihr Körper aussah, als Sie zwei Jahre alt waren? Trotzdem sind Sie dieselbe Person wie damals. Gleiches gilt für den Verstand oder die Gefühle, die im Alter von zwei Jahren völlig anders sind als mit zwanzig oder vierzig Jahren. Dennoch würden wir nie auf die Idee kommen, daß ein Mensch plötzlich eine andere Identität angenommen hat, nur weil er sich körperlich, mental und emotional stark verändert hat.

Tief in unserem Inneren wissen wir nämlich, daß wir einen Körper, einen Verstand und Emotionen haben, daß wir aber ein geistiges Wesen, eine Seele, sind. In allen Kulturen der Welt existiert dieses Wissen von der Seele, die unser wahres, unsterbliches Selbst ist. Die großen Philosophen des alten Griechenlands wie Plato, Sokrates und Aristoteles betrachteten die Seele als einen individualisierten Funken des unendlichen, schöpferischen Geistes oder Gottes, der sich in Körper kleidet, um sich zu vervollkommnen.

In allen Weltreligionen wurde ursprünglich übereinstimmend gelehrt, daß Gott eine grenzenlose, bewußte Geisteskraft voller Freude und Liebe ist. Um diese Freude und Liebe zu vervielfältigen und zu teilen, schuf Gott nach seinem Ebenbild Seelen, indem Er einen Teil Seines Bewußtseins zu individuellen Bewußtseinsfunken werden ließ. Das höchste Geschenk an die Kinder Gottes ist der freie Wille und die damit verbundene Selbständigkeit.

Diese Freiheit gibt uns auch die Möglichkeit, gegen den göttlichen Plan zu leben und getrennt von Gott und anderen Lebewesen unser

Glück zu suchen. Dabei verlieren wir das Bewußtsein der Einheit in Gott, die allem Leben zugrunde liegt. Folglich identifizieren wir uns mit dem Körper, dem Verstand, den Gefühlen und dem Ego, nicht aber mit dem, was wir wirklich sind: die Seele, ein Teil Gottes. Wir verkörpern uns immer wieder auf der Erde in verschiedenen Körpern und haben in jeder Inkarnation die Möglichkeit, uns geistig zu entwickeln und unsere Seele und damit die Einheit mit Gott wiederzufinden. Andererseits können wir den Neigungen nachgeben, die wir in früheren Leben entwickelt haben und die unser Bewußtsein von Gott trennen. Folgen wir dieser Versuchung, so leben wir in der Illusion, der Körper und das Ego zu sein und suchen in der vergänglichen materiellen Welt nach dem Lebensglück.

Das materialistische 20. Jahrhundert hat nun viele Menschen zum Nachdenken und zur Suche nach einer Alternative zum Materialismus angeregt. Solange wir versuchen, unser Leben durch die Änderung äußerer Umstände und die Befriedigung der Sinne zu verbessern, ist unser Leben zwangsläufig frustrierend. Außerdem gehen die meisten Versuche des Menschen, sein Glück zu finden, auf Kosten anderer Menschen und der Natur. Diese Art zu leben hat offensichtlich nicht viel Zukunft, weil sie die schnellste Methode ist, uns unserer Existenzgrundlagen zu berauben. Und so ist es leicht zu erklären, warum immer mehr Menschen nach einem höheren Lebensweg suchen, der uns zurückführt zur Einheit mit Gott.

■ Der spirituelle Weg

„Was wird es dem Menschen nützen, wenn er die ganze Welt gewinnt, jedoch seine Seele dabei Schaden nimmt?"

(MATTHÄUS 16,26)

Wenn wir davon ausgehen, daß Gott selbst vollkommene Freude ist und wir aus Ihm entstanden sind, wird klar, daß wir nach Freude nicht in äußeren Dingen suchen müssen. Sie ist bereits in uns, wir müssen sie lediglich wieder freilegen, indem wir uns unserer Seele und damit unserer Einheit mit Gott, der Quelle aller Freude, bewußt werden.

Solange wir uns überwiegend darauf konzentrieren, die äußeren Umstände unseres Lebens zu ändern, lenken wir uns von uns selbst ab. Paradoxerweise verhindern die meisten Menschen ihr eigenes dauerhaftes Erleben von Freude durch ihre rastlose Suche nach Vergnügungen.

Wir können aber unser Leben auch auf Gott ausrichten und somit die Freude da suchen, wo sie allein in vollendeter Form zu finden ist. Dieser Weg der spirituellen Erweckung führt dazu, daß wir uns mehr und mehr unserer Seele und damit der allerfüllenden Gegenwart Gottes bewußt werden. Schließlich wird jener Zustand der unwiderruflichen Vereinigung mit Gott erreicht, der als Erleuchtung, Gottverwirklichung, Tao oder Nirwana bezeichnet wird. Alle Kulturen haben Heilige hervorgebracht, die dieses höchste Ziel des Lebens erreicht haben. Der Sinn unseres Daseins auf der Erde liegt ausschließlich darin, diesem Zustand der Vollkommenheit immer näher zu kommen, ihn eines Tages ebenfalls zu erreichen und den göttlichen Willen zu erfüllen.

Wer diesen Weg bewußt und gezielt gehen will, handelt wirklich praktisch. Alle irdischen Errungenschaften müssen wir nach dem Tod zurücklassen, aber unsere Bemühungen um innere Vervollkommnung bleiben uns für die Ewigkeit erhalten.

Ein spirituelles Leben zu führen bedeutet, alle Handlungen und Gedanken Gott zu widmen. Da Gott Seiner Natur nach Liebe, Harmonie und Freude ist, bringen uns alle Handlungen und Gedanken, die von Liebe motiviert sind, Ihm näher. Jeder Beitrag, den wir zur allgemeinen Harmonie leisten, jeder Dienst am Nächsten und jeder liebevolle Gedanke ist eine Stufe auf der Leiter zur Unendlichkeit.

Nun ist es keineswegs einfach, fortwährend liebevolle Gedanken und Gefühle zu hegen. Wenn wir dies versuchen, stellen wir bald fest, daß wir nicht Herr im eigenen Haus sind. Nicht wir beherrschen unsere Gedanken - sie beherrschen meistens uns. Versuchen Sie einmal, fünf Minuten an nichts zu denken, dann wissen Sie, was ich damit ausdrücken will.

Meisterschaft über den eigenen Geist ist aber eine unerläßliche Voraussetzung, wenn wir zu höheren geistigen Erkenntnissen gelangen wollen. Deshalb haben sich in allen Kulturen Heilige neben ihrem Dienst an anderen auch der Meditation gewidmet. Um unser Bewußtsein über die Sinne und die Gedanken zur Seele zu erheben, müssen wir Körper und Verstand ruhig machen. Da wir ohne Zweifel im hektischsten Zeitalter der Menschheitsgeschichte leben, ist gezielte Meditation für die Geistesentfaltung wichtiger als je zuvor.

Um beste Resultate zu erzielen, sollten ein paar Grundregeln beachtet werden:

1 ⎯ Die richtige Motivation. Gezielte Meditationsübungen sind sehr hilfreich, aber ein mechanisches Üben irgendwelcher Techniken genügt nicht. Deshalb sollten wir vor einer Meditation aus ganzem Herzen zu Gott beten und um Seine Führung bitten.

2 ⎯ Regelmäßigkeit. Um echte Fortschritte zu erzielen, sollten wir jeden Tag meditieren, am besten frühmorgens vor Beginn der Alltagspflichten sowie abends vor dem Schlafengehen. Zu Beginn wird sich unser Verstand möglicherweise die verschiedensten Gründe einfallen lassen, warum wir heute die Meditation ausfallen lassen können. Dieser Widerstand wird aber gebrochen werden, denn der tiefe Frieden, den wir bald in der Meditation zu spüren beginnen, wird sehr schnell zu einem echten Bedürfnis. Am Anfang müssen wir einfach einen festen Entschluß fassen und jeden Tag an unserer Meditationsübung festhalten. Wenn wir dies ununterbrochen 36 Tage lang tun, wird unser Unterbewußtsein Meditation als Teil des Lebens akzeptieren. Es liegt in der Natur des Unterbewußtseins, alles, was neu ist, zunächst abzulehnen. Jede Aktivität aber, die wir 36 Tage lang täglich ohne Unterbrechung durchführen, wird vom Unterbewußtsein angenommen.

3 ⎯ Ein richtiger Platz. Richten Sie sich einen Bereich Ihres Zimmers nur für Meditationsübungen ein. Wenn Sie an diesem Ort nur meditieren, werden Sie nach einiger Zeit von selbst in eine innere Ruhe eingehen, wenn Sie sich zur Meditation hinsetzen. Kerzen und eventuell Blumen sorgen dabei für eine gute Atmosphäre.

4 —— Die richtige Haltung. Es ist sehr wichtig, während der Meditation entspannt und mit aufrechtem Rücken zu sitzen. Ob man auf dem Boden mit gekreuzten Beinen oder auf einem Stuhl sitzt, spielt keine Rolle.

5 —— Man sollte niemals mit vollem Magen meditieren. Nach einer Mahlzeit läßt man am besten ein bis zwei Stunden vergehen, bevor man meditiert. Sehr hilfreich vor einer Meditation ist es, eine Dusche zu nehmen oder zumindest Hände und Gesicht zu waschen.

6 —— Als Technik für den Anfang eignet sich ein einfaches Beobachten des Atems. Schließen Sie die Augen und richten Sie die Augäpfel nach oben, ohne sich anzustrengen. Atmen Sie bis zwölf zählend ein, halten Sie den Atem bis zwölf zählend an und atmen Sie bis zwölf zählend aus. Wiederholen Sie das Ganze sechsmal. Dann lassen Sie den Atem von selbst ein- und ausströmen. Atmen Sie nicht aktiv ein oder aus. Beobachten Sie, wie Ihr Atem von alleine fließt. Wenn sich mit der Zeit die Atempausen verlängern, genießen Sie die Atemstille. Halten Sie aber auf keinen Fall den Atem bewußt an. Machen Sie diese Übung anfangs vielleicht für fünf bis zehn Minuten (ohne die sechs tiefen Atemzüge zu Beginn).

Wenn Sie mehr über Meditation lernen und sich spirituell weiterentwickeln wollen, empfehle ich Ihnen, den schriftlichen Fernkurs „14 Schritte zur vollkommenen Freude" zu absolvieren. In diesem Kurs können Sie alles lernen, was Ihnen zu geistiger Vertiefung in allen Lebensbereichen verhilft. Die „14 Schritte zur vollkommenen Freude" werden von *Ananda Europa* (Adresse siehe Anhang) herausgegeben.

Ein Bildhauer fertigte eines Tages eine Marmorstatue von überwältigender Schönheit an. Als ein Freund ihn dafür lobte, sagte der Bildhauer: „Die Statue war bereits im Marmor, ich habe lediglich etwas Stein entfernt, um sie sichtbar zu machen." Genauso verhält es sich mit allem, was gut und erstrebenswert ist: Es ist bereits vorhanden, in uns selbst wie in der ganzen Schöpfung. Dieses Universum ist uns freundlich gesinnt. Wenn wir aufhören, uns ihm gegenüber feindlich zu verhalten, und wir uns den harmonisierenden Ordnungskräften des Lebens öffnen, kann eine harmonische Weltzivilisation Wirklichkeit werden.

Wir müssen ja ohnehin leben, warum also nicht eine Lebensweise annehmen, die zu wahrem Glück führt? Ein einfaches, den Naturgesetzen entsprechendes Leben, getragen von Liebe und dem Wunsch nach Einheit, führt zu einer Lebensfreude, die sich ständig erneuert und erweitert. So wird das Leben zu einem bewußten, schöpferischen Abenteuer und der Mensch nimmt wieder die Stellung ein, die ihm zusteht: Als positiver Mitgestalter der Schöpfung und lebendiger Ausdruck der Liebe Gottes.

ANHANG

- **Adressen**

Kontaktadresse Deutschland: EarthSave
Am Schloßgarten 7, D-61197 Florstadt,
Tel. +49/(0)6035/970455, Fax +49/(0)6035/970694

Kontaktadresse Schweiz: Wheat Grass People
Ziegelhof 15, CH-8718 Schänis, Tel/Fax +41/(0)55/61511263

Wenn Ihnen dieses Buch zusagt, ist die Arbeit von EarthSave sicherlich interessant für Sie. EarthSave wurde 1987 in Amerika von John Robbins gegründet und von Christian Opitz in Europa eingeführt. Das Ziel von EarthSave ist die Aufklärung der Menschen über die tiefgreifenden Auswirkungen unserer Ernährungs- und Lebensweise auf die körperliche und geistige Gesundheit aller Lebewesen. EarthSave veranstaltet regelmäßig Vorträge und Seminare und bietet eine Ausbildung zum Gesundheitsberater an, was vielfältige Möglichkeiten der aktiven Mitarbeit eröffnet.

Ananda Europa
Casella Postale 48, I-06088 Santa Maria degli Angeli, Italien
Telefon +39/742 813 620

Ananda ist ein Zentrum bei Assisi, in dem fortlaufend Kurse und Seminare über Meditation, Yoga und diverse Aspekte der spirituellen Entwicklung durchgeführt werden. Ananda verbindet die höchsten geistigen Lehren des Ostens mit praktischen Errungenschaften des Westens zu einer fruchtbaren Lebensweise, durch die sich jeder Mensch, gemäß seiner eigenen Natur, ganzheitlich entwickeln kann.

LITERATURVERZEICHNIS

■ 1 ___ DIE EINHEIT DES LEBENS

1. M. Fox: „*Returning To Eden*", Viking Press, 1980
2. B. Henkin: „*Eight Unusual Dolphin Incidents*", Book of Lists 2, Bantam Books 1980
3. C. Amory: „*Animail*", Windhill Books
4. Siehe Literaturhinweis 2
5. Günther Stolzenberg: „*Weltwunder Vegetarismus*", Lebensschutz, Ernährung, Druck und Verlag Dr. Johann Herp, München
6. Dr. Bernhard Rambeck: „*Mythos Tierversuch*", Verlag 2001
7. Dr. Werner Hartinger: „*Tierversuche zwischen Wissenschaft, Wirtschaft und Wirklichkeit*", Druckerei Fred Wipfler, München
8. John Robbins: „*Diet For A New America*", Stillpoint Publishing, 1987
9. „*Bhagavadgita*", Droemer Knaur, München 1989
10. Paramahansa Yogananda: „*Autobiographie eines Yogi*", O.W. Barth Verlag
11. H.K. Challoner: „*Das Rad der Wiedergeburt*", F. Hirthammer Verlag
12. Radhe Shyam: „*Leben aus dem Sein*", G. Reichel Verlag
13. Saccinananda Swami: „*Die Wissenschaft der Seele*", Vortrag im Bhakti-Yoga Zentrum Berlin, März 1991
14. Hermann Ilg: „*Bewußtsein und Weltbild*", Buchdienst E. Diem, Leonberg 1987
15. Albert Einstein: „*Worte in Raum und Zeit*", Herder Verlag
16. Einstein, Podolsky, Rosen: „*Can Quantum Mechanical Description of Reality Be Considered Complete?*", Physical Review 47, 1935
17. H.S. Stapp: „*Correlation Experiments and the Normality of Ordinary Ideals About the Physical World*", Physical Review D3, 1971, S. 1303
18. Larry Dossey: „*Die Medizin von Raum und Zeit*", Sphinx Verlag Basel, 1984
19. Siehe Literaturhinweis 8
20. EarthSave-Newsletter, 12, 1991, EarthSave Foundation, Santa Cruz, USA
21. Hans Palmers: „*Werbekampagne der Fleischindustrie im* „*Spiegel*", Regeneration 3, 1992, S. 7
22. R. Zürrer, A. Wolf: „*Vegetarisch Leben*", Govinda Verlag, Zürich
23. „Realities For The 90es", EarthSave Foundation, Santa Cruz, USA
24. Eugen Drewermann: „*Religion und Umwelt/Unsterblichkeit der Tiere*", Vortrag vom 23.11.1990 in Wil, Schweiz
25. Dr. Werner Hartinger: „*Christentum und Tierschutz*", Druckerei Fred Wipfler, München
26. C.A. Skriver: „*Der Verrat der Kirchen an den Tieren*", Starczewski-Verlag GmbH, München
27. G.J. Ouseley: „*Das Evangelium des Vollkommenen Lebens*", Humata Verlag Harold S. Blume
28. E.B. Szekely: „*Das Evangelium der Essener*", Bruno Martin Verlag
29. Siehe Literaturverzeichnis 5
30. Andreas Höschen: „*Weltreligionen und Vegetarismus*", Sonderdruck aus: „Der Vegetarier", 6, 1985, 2, 1986
31. Siegrid Olendorf: „*Du sollst nicht töten, Religionen zu Fleischverzehr*", Neuform-Kurier 2, 1988
32. A.W. Dänzer: „*Soya-Eiweiß*", Verlag Bewußtes Dasein, Zürich
33. Fritjof Capra: „*Wendezeit*", dtv
34. H.P. Dürr: „*Physik und Transzendenz*", dtv

35 Klapp, Schwartz-Klapp, Bach: „*Fleischkonsum zerstört den Regenwald*", reform-rundschau, Dez. 1992
36 John Robbins: „*May All Be Fed*", William Morrow and Company, 1992
37 Viktoras Kulvinskas: „*Leben und Überleben, Kursbuch ins 21. Jahrhundert*", F. Hirthammer Verlag
38 F.M. Lappe: „*Diet For A Small Planet*", Ballantine Books, 1971
39 Swami Sri Yukteswar: „*Die heilige Wissenschaft*", O.W. Barth Verlag

2 EIN NEUES GESUNDHEITSKONZEPT

1 Joseph Evers: „*Warum Evers-Diät?*", F. Haug Verlag
2 Chrysostomos: „*Urmedizin*", Interessengemeinschaft Natur e.V., Hoffnungsthal
3 Dr. M.O. Bruker: „*Allergien müssen nicht sein*", emu-Verlag
4 Dr. M.O. Bruker: „*Unsere Nahrung, unser Schicksal*", emu-Verlag
5 Dr. Ralph Bircher: „*Geheimarchiv der Ernährungslehre*", Bircher-Benner-Verlag
6 John Robbins: „*May All Be Fed*", William Morrow and Company, New York
7 Gabriel G. Marn: „*Hunzaland*", Ost-West-Verlag
8 Fritjof Capra: „*Wendezeit*", dtv
9 C. Pennington: „*The Tarahumara of Mexico*", University of Utah Press, Salt Lake City
10 Prof. Kuratsuse: „*Experiment on Low Nutrition with Raw Vegetables*", Kyushu Memoirs of Medical Science, Vol. 2, Nr. 1-2, Juni 1951
11 Harry Kollmann: „*Die andere Medizin*", emu-Verlag
12 Dr. Rambeck: „*Mythos Tierversuch*", Verlag 2001
13 T.E. Beardon: „*The New Tesla Electromagnetics and the Secrets of Electrical Free Energy*", Tesla Book Co., Millbrae, 1982
14 U.S. Department of Defense Program Solication for F/Y, 1986 AF 86-77
15 Hiroshi Motoyama: „*Theories of the Chakras: Bridge to Higher Consciousness*", The Theosophical Publishing House, Madras, Indien, 1985
16 Dr. Gabriel Cousens: „*Spiritual Nutrition*", Cassandra Press, 1986
17 Rupert Sheldrake: „*A New Science of Life*", J.P. Tarcher, INC. Los Angeles 1981
18 Rudolf Steiner: „*Naturgrundlagen der Ernährung*", Verlag Freies Geistesleben, Stuttgart, 1981
19 „*Photonen - Sprache der Zellen?*", Bild der Wissenschaft H. 6, 1973
20 A. Maier - Ploeger/H. Vogtmann: „*Lebensmittelqualität - Ganzheitliche Methoden und Konzepte*" Verlag C.F. Müller, Karlsruhe, 1991
21 W. Ostertag: „*Lebende Makromoleküle als Lebenselexier*", Humata Verlag Harold S. Blume
22 J. Knuth: „*Der Mensch als Teil der Ordnung im Kosmos*", Dissertation der T.U. München, 1979
23 C. Sadron: „*Die biologischen Makromoleküle*" Rheinisch - Westfälische Akademie der Wissenschaften, Vorträge Nr. 215, Opladen 1971
24 F.A. Popp: „*Einige Möglichkeiten für Biosignale zur Steuerung des Zellwachstums*", Archiv für Geschwulstforschung 44, 1974, S. 295 - 307
25 Dr. M.O. Bruker: „*Ärztlicher Rat aus ganzheitlicher Sicht*", emu-Verlag
26 Edward Howell: „*Food Enzymes for Health und Longevity*", Woodstock Valley, CT: Omangod Press, 1946

27 Dr. M.O. Bruker: „*Herzinfarkt*", emu-Verlag
28 John Diamond: „*Die heilende Kraft der Emotionen*", Verlag für angewandte Kinesiologie
29 Dr. Robert S. Mendelsohn: „*Trau keinem Doktor*", Verlag Mahajiva, 1988

3 ___ GESUNDHEITLICHE AUSWIRKUNGEN DER TIERISCHEN NAHRUNG

1 C. Opitz: „*Die Gesundheitsrevolution*", Verlag Bewußtes Dasein, Zürich
2 A. Meier - Ploerger/H. Vogtmann: „*Lebensmittelquälität - Ganzheitliche Methoden und Konzepte*" C. F. Müller Verlag, Karlsruhe, 1991
3 Dr. Gabriel Cousens: „*Spiritual Nutrition and the Rainbow Diet*", Cassandra Press 1986
4 Viktoras Kulvinskas: „*Leben und überleben - Kursbuch in 21. Jahrhundert*", F. Hirthammer Verlag
5 Dr. Ralph Bircher: „*Geheimarchiv der Ernährungslehre*" Bircher-Benner-Verlag
6 Dr. Ralph Bircher: „*Sturmfeste Gesundheit*", Bircher-Benner-Verlag
7 John Robbins: „*Diet for a new America*", Stillpoint Publishing Co.
8 „*Realities For The 90'es*", EarthSave Foundation, Santa Cruz
9 Dr. Clive Mc. Cay: „*Life Span of Rats*", Arch. Biochem., Vol. 2, 1943
10 Canadian Journal of Biochemistry, 1967
11 Dr. M.O. Bruker: „*Vitamin B12*" emu-Verlag
12 Ann Wigmore: „*Be Your Own Doctor*", Avery Publishing Group
13 Food and Nutrition Board: „*Vegetarian Diets*" Washington D.C., National Academy of Sciences, 1974
14 J. Wilson: „*Journal of Peadiatrics*" 84:335, 1974
15 Dr. M.O. Bruker:„*Cholesterin, der lebensnotwendige Stoff*", emu-Verlag
16 Prof. Wendt: „*Gesund werden durch den Abbau von Eiweißüberschüssen*", Schnitzer Verlag
17 John Robbins: „*May All Be Fed*", William Morrow and Company, INC. New York, 1991
18 Dr. Ornish: „*Dr. Dean Ornish's Programm for Reversing Heart Disease*", EarthSave Foundation, Santa Cruz
19 B. Brenner: „*Dietary Protein Intake and the progressive Nature of Kidney Disease*", New England Journal of Medcine 307:652, 1982
20 Prof. Dr. Rob S. Harris: „*The Nutrition Problem of Mexico*", Journal American Dietetic Association, Nov. 1946
21 Wolfgang Spiller: „*Neurodermitis*", Verlag Natürlich und Gesund, Stuttgart 1985
22 T. Gilat: „*Lactose deficiency: The world pattern today*", Israel Journal Medical Sience, 15:369, 1979
23 Dr. John McDougall: „*McDougall's Medicine*", New Century Publishing, 1985 und: A. Walker: „*The Human Requirement of Calcium: Should Your Intakes Be Supplemented?*" American Journal of Clinical Nutrition 25:518, 1972
24 H. Lestrodet: „*Cahiers de nutrition et de dietetique*", März 1982
25 M. Hegsted: „*Urinary Calcium und Calcium Balance in Young Men as Affected by Level of Protein and Phosphorus Intake*", American Journal of Clinical Nutrition 111:553, 1981
26 L. Allen: „*Protein - Induces Hypercacutia: A Longer-Term Study*" American Journal of Clinical Nutrition 32:741, 1979
27 American Journal of Clinical Nutrition, März 1983

28 Dr. A. Keys: „ *Coronary Heart Disease in Seven Countries*", American Heart Association, No. 29, Circulation 41, 1970
29 Journal of the American Medical Association 176/1961
30 Dr. R. Ambeck: „ *Mythos Tierversuch*", Verlag 2001
31 Roman Markus: „ *Warum kein Fleisch, kein Fisch, kein Ei*" Humata-Verlag
32 „ *Our Food Our World*", EarthSave Foundation, Santa Cruz
33 Vortrag von Takeshi Hirayama, Conference of Breast Cancer and Diet, US - Japan Cooperative Cancer Research Programm, Fred Hutchinson Center, Seattle, 14 - 15:3, 1977
34 B. Reddy: „ *Nutrition and its Relationsship to Cancer*", Advances in Cancer Research 32:237, 1980
35 Dr. Norman Walker: „ *Colon Health*", Waldthausen Verlag
36 H. Valkenburg: „ *Osteoarthritis in Some Developing Countries*" Journal of Rheumatology, 10:20, 1983
37 Dr. M.O. Bruker: „ *Rheuma - Ursache und Heilbehandlung*" emu-Verlag
38 Dr. M.O. Bruker: „ *Biologischer Ratgeber für Mutter und Kind*"
39 Dr. Michael Klaper: „ *Pregnancy, Children and the Vegan Diet*", Gentle World Publications
40 Dr. M.O. Bruker: „ *Ärztlicher Rat aus ganzheitlicher Sicht*", emu-Verlag
41 Dr. Michael Klaper: „ *Vegan Nutrition, Pure and Simple*", Gentle World Publications, 1985
42 Risi/Wolf/Zürrer: „ *Vegetarisch Leben*", Govinda Verlag, Zürich 1991
43 The Lancet, 12.5.1979
44 Dr. Bircher-Benner: „ *Mein Testament*", Bircher-Benner Verlag
45 Dr. M.O. Bruker: „ *Unsere Nahrung, unser Schicksal*", emu-Verlag
46 Wolfgang Spiller/Hubert Hohler: „ *Vegane Rohkost*", Verlag Natürlich und Gesund
47 E.B. Szekely: „ *Das Evangelium der Essener*", Bruno Martin Verlag
48 E.B. Szekely: „ *Die Lehren der Essener*", Bruno Martin Verlag
49 E.B. Szekely: „ *Biogenic Living*", IBS International, Matsqui, Kanada
50 E.B. Szekely: „ *The Great Experiment*", IBS International, Matsqui, Kanada
51 E.B. Szekely: „ *The Chemistry of Youth*", IBS International, Matsqui, Kanada
52 E.B. Szekely: „ *The Conquest of Death*", IBS International, Matsqui, Kanada
53 Ann Wigmore: „ *Lebendige Nahrung ist Deine beste Medizin*", Avery Publishing Group
54 Ann Wigmore: „ *Why Suffer*", Avery Publishing Group
55 Ann Wigmore: „ *Be Your Own Doctor*", Avery Publishing Group
56 Ann Wigmore: „ *The Hipprocrates Diet*", Avery Publishing Group
57 Ann Wigmore: „ *Receipies For Longer Life*", Avery Publishing Group
58 Dr. Gabriel Cousens: „ *Spiritual Nutrition and the Rainbow Diet*", Cassandra Press, San Raffael, 1986
59 Dr. Gabriel Cousens: „ *Conscious Eating*", Vision Books International, 1992
60 Dr. Gabriel Cousens: „ *Nutrition Spirituelle*", Editions Soleil
61 Dr. Michael Klaper: „ *Vegan Nutrition, Pure and Simple*", Gentle World Publications
62 Dr. Michael Klaper: „ *Eating for Two*", EarthSave, Santa Cruz

4 ERNÄHRUNG FÜR EINE NEUE WELT

1 Omraam Mikhael Aivanhov: „*Yoga der Ernährung*", Prosveta Verlag
2 Gregor Wilz: „*Die Vegetarische Rohkost*", Verlag Ernährung und Bewußtsein
3 Dr. Ralph Bircher: „*Geheimarchiv der Ernährungslehre*", Bircher-Benner Verlag
4 G.C. Burger: „*Die Rohkosttherapie*", Heyne Ratgeber
5 Dr. Bircher-Benner: „*Fragen des Lebens und der Gesundheit*"
6 G. Lubec: „*Isomerisation von Aminosäuren durch Mikrowellen*", Dep. für Pädiatrie, Universität Wien, 1990
7 Prof. Blanc/Dr. Hertel: „*Hände weg vom Mikrowellenherd*", raum & zeit, Nr. 55/1992, S. 3-12
8 John P. Lampert: „*Biolgical Hazards of Microwave Radiation*", Kansas State University, 1979
9 G. Käs: „*Einwirkung schwacher Mikrowellenstrahlung auf biologische Systeme*", Bundeswehr - Universität München, 1988
10 Andreas Kühne: „*Strahlenrisiko Mikrowelle*", Institut für Mensch und Natur, Verden/Aller, 1989
11 Dr. W. Volkrodt: „*Elektromagnetische Umweltverschmutzung*", Der Gesundheitsberater 10/1988, S. 4-7
12 Peter Tompkins/Christopher Bird: „*Das geheime Leben der Pflanzen*", Scherz Verlag
13 Dr. Gabriel Cousens: „*Spiritual Nutrition and the Rainbow Diet*", Cassandra Press, 1986
14 Ralph Graub: „*Der Petkau-Effekt*", Zytglogge-Verlag
15 Dr. M.O. Bruker: „*Krank durch Zucker*", Helfer-Verlag E. Schwabe
16 Dr. M.O. Bruker: „*Zucker, Zucker - Krank durch Fabrikzucker*", emu-Verlag
17 Dr. M.O. Bruker: „*Vorsicht Fluor*", emu-Verlag
18 John Robbins: „*May All Be Fed*", William Morrow and Company INC.
19 „*Cereal Killers*", Vegetarian Times, Dez. 1991, S. 18-19
20 Dr. Michael Klaper: „*Pregnancy, Children and the Vegan Diet*", Gentle World Publications
21 Dr. M.O. Bruker: „*Biologischer Ratgeber für Mutter und Kind*", emu-Verlag
22 New England Journal of Medicine, 26.31981 „*A Brief Review of Selested Environmental Contamination Incidents with a Potential of Health Effects*" Library of Congress for the Committee on Environment and Public Works, U.S. Senate, August 1980, S. 173-174

BÜCHER ZUM LESEN & LEBEN

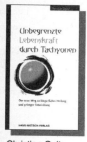

128 Seiten
DM 24,–

Christian Opitz
Unbegrenzte Lebenskraft durch Tachyonen

Der neue Weg zu körperlicher Heilung und geistiger Entwicklung wird dargestellt von einem der führenden Experten für die Anwendung der Tachyon-Energie.

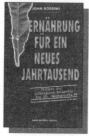

416 Seiten
DM 38,–

John Robbins
Ernährung für ein neues Jahrtausend

Der Klassiker über gesunde verantwortungsvolle Ernährung *Diet for a New America* jetzt auf deutsch. „Zutiefst bewegend!"
Washington Post

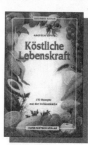

136 Seiten
DM 24,–

Andrea Opitz
Köstliche Lebenskraft

Gesund und fit durch lebendige Nahrung! Das Rezeptbuch für den leichten Einstieg in die kreative Rohkostküche von der Suppe bis zum Dessert.

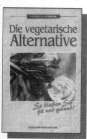

240 Seiten
DM 24,–

Victor S. Sussmann
Die vegetarische Alternative

Besser leben ohne Fleisch – mit dieser lebendigen, humorvollen Einführung in eine vegetarische Lebensweise kein Problem!
Ein Standardwerk.

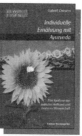

242 Seiten
DM 32,–

Dr. Gabriel Cousens
Bewußt essen, Band 1
Individuelle Ernährung mit Ayurveda

Eine tiefgründige und doch verständliche Beschreibung der ayurvedischen Konstitutionstypen.
Mit Fragebogen zum eigenen Dosha.

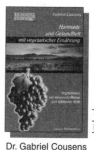

160 Seiten
DM 28,–

Dr. Gabriel Cousens
Bewußt essen, Band 2
Harmonie und Gesundheit mit vegetarischer Ernährung

Dr. Cousens versteht es meisterhaft, die Vorteile einer vegetarischen Ernährung für unser Wohlbefinden aufzuzeigen.

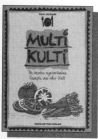

192 S.
DM 29,80

Vicki Jackson
Multi Kulti

Die besten vegetarischen Gerichte aus aller Welt
Eine wahre Fundgrube an unverfälschten Genüssen – nicht nur für Globetrotter.

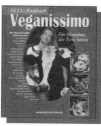

120 S.
DM 34,80

PETA (Hrsg.)
Veganissimo

Das Kochbuch für Menschen, die Tiere lieben
Vegetarische Lieblingsrezepte von Paul McCartney, Kim Basinger, Nina Hagen, M. Navratilova u.v.a.m.

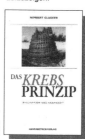

306 Seiten
DM 38,–

Norbert Claßen
Das Krebsprinzip

Was ist Gesundheit? Was hat Krebs mit unserer heutigen Lebensführung zu tun?
Ein hilf- und aufschlußreiches Buch nicht nur für direkt Betroffene.